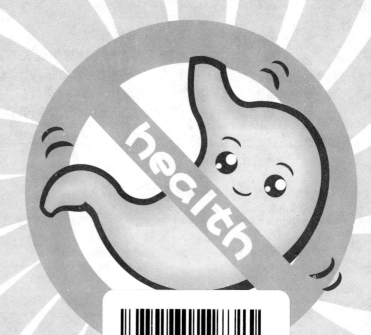

张昌钦◎编著

U0285339

胃健康

与胃病调养

西安交通大学出版社
XI'AN JIAOTONG UNIVERSITY PRESS

内容简介

本书介绍了胃作为重要消化器官与人体健康的关系,重点讲解了一些常见胃病的诊断和检查要点、治疗方法、预防措施、家庭护理、心理护理、饮食调养及康复锻炼等。其内容科学实用,适合广大读者和病友阅读,亦可供临床一线医护工作者对患者及其家人实施健康教育时参考。

图书在版编目(CIP)数据

胃健康与胃病调养/张昌敏编著. —西安:西安
交通大学出版社,2012.10(2014.9重印)
ISBN 978 - 7 - 5605 - 4369 - 7

Ⅰ.①胃… Ⅱ.①张… Ⅲ.①胃-保健 ②胃疾病-防
治 Ⅳ.①R573

中国版本图书馆 CIP 数据核字(2012)第 098244 号

书 名	胃健康与胃病调养	
编 著	张昌敏	
责任编辑	吴 杰	
文字编辑	孙新刚 吴 杰	
出版发行	西安交通大学出版社	
	(西安市兴庆南路 10 号 邮政编码 710049)	
网 址	http://www.xjtupress.com	
电 话	(029)82668357 82667874(发行中心)	
	(029)82668315 82669096(总编办)	
传 真	(029)82668280	
印 刷	西安明瑞印务有限公司	
开 本	880mm×1230mm 1/32 印张 5.5 字数 121 千字	
版次印次	2012 年 10 月第 1 版 2014 年 9 月第 4 次印刷	
书 号	ISBN 978 - 7 - 5605 - 4369 - 7/R·226	
定 价	18.00 元	

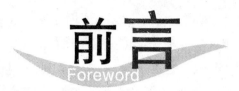
前言
Foreword

　　胃是消化系统中重要的器官,胃的安危直接影响着人的身体健康和生活质量。

　　在中医学中,胃是六腑的一员,与五脏中的脾相表里。自古以来,历代医家非常重视胃气。金·李杲提出"人以胃气为本"(《脾胃论·饮食劳倦所伤始为热中论》),就是强调胃气在人体生命活动中的重要作用。

　　近年来,随着物质生活水平的提高,来自各方面的压力也与日俱增,加上个人不良生活习惯难以纠正等诸多原因,导致国人的胃健康状况每况愈下,被称为"胃病时代"。

　　据世界卫生组织统计:我国患胃病者近4亿人,高发人群集中在20～45岁之间,患病者几乎遍及每个家庭,并且正以每年大约20%的速度增长。我国已成为全世界当之无愧的"胃病大国",并且胃病的发病正日趋年轻化,胃癌的发病趋势也逐渐中年化,而我国胃癌的死亡率居世界第一,这足以说明胃病的危害相当严重。

　　基于提高胃病的防治意识,让胃健康而快乐地工作起来的宗旨,笔者编写了这本书。书中内容包括胃的功用、常见胃病的检查和治疗、胃健康的心理护理、胃病的生活调养、护胃的饮食原则和药膳食方、健胃锻炼方法等,希望读者能够从中获益。

　　健康是金,如果一个人失去了健康,那么,他已拥有的和正在创造即将拥有的将统统化为零！预防是健康的保证。据调查，在导致疾病的因素中，内因占 15％，社会因素占 10％，医疗因素占 8％，气候地理因素 7％，个人生活方式的因素却占据了 60％。所以，世界卫生组织于 1992 年发表了著名的《维多利亚宣言》，提出了健康的四大基石，即合理膳食、适度运动、戒烟限酒、心理平衡，言简意赅地阐明了预防与保健的真谛，养生如此，养胃亦然。

的确，我们都需要一个健康的胃，不良生活习惯的改变是必须的。只有充分地了解了胃的功用，才会真正重视胃健康；只有正确地掌握了胃病调养方法，才能够打赢保胃战，捍胃健康。

最后，借下面这一句话与热爱生活、珍惜生命的朋友们共勉：

对自己好点，因为一辈子不长；对身边的人好点，因为下辈子不一定能够遇见！

张昌欵

2012 年 1 月 25 日于武汉

目录

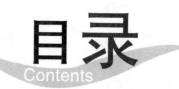

Contents

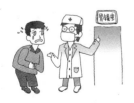

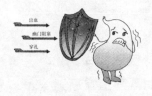

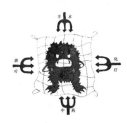

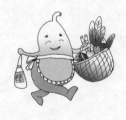

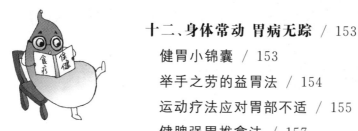

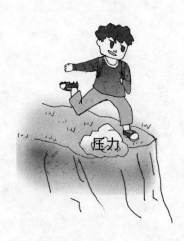

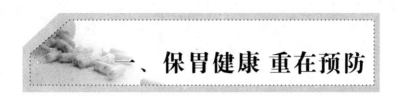

一、保胃健康 重在预防

胃供应着身体的营养。人每天所食用的所有食物都要经过胃的消化和吸收，正是由于有了胃勤劳的工作，才有源源不断的营养补给身体，人才能得以生存。

胃的委屈

人们都叫我胃。以前，我的主人对我也是关心备至，一日三餐饭按时按点吃，从不熬夜。所以，一直以来，我从来没有生过什么毛病，没有如我其他兄弟姐妹那样经常性地"抗议"或"罢工"，给自己的主人找麻烦。

不过呢，最近一段时间我是相当的痛苦！相当的郁闷！说起来有一个多月了，主人突然改变了规律的生活方式，很晚才睡觉，并且对我非常冷淡，对我的生计问题也漠不关心了。

他变得喜欢熬夜，却不愿意给我吃东西。到深夜，我就习惯性地"咕咕"叫，提醒我的主人，我饿了。有的时候，主人只是弄点茶啊、咖啡之类的给我喝，把我随随便便地糊弄一下。更多的时候他无视我的哀求，对我不理不睬。到底是谁迷惑了他的心，我好吃醋啊！

刚开始，由于我身体的基础好，我还能拼命地忍着，但是，主人以为我是铁打的，睡眠时间不断推后，有的时候甚至彻夜不眠，在陪伴主人熬夜的日子里，既不能休息，也没有吃的。我只有让自己身上腺体里涌出的胃酸来消化自己了,身体上逐渐变得千疮百孔,健康状况每况愈下。

近段时间,主人整夜不让我休息,天天要到天亮以后才让我睡觉。然后,中午过了中饭的时间才让我起来。刚开始的时候,我很不习惯,痛得很难受。但是主人好像也无动于衷,照样不给我吃早饭,偶尔给我吃点"中面"(连中饭都吃不上,就是随便吃点拉面、炒面什么的)。晚上拼命让我吃撑着。夜里也就让我整杯整杯地喝茶、喝咖啡,从来不给我夜宵吃。其实,哪怕给一块饼干吃也好啊!但这只是我的奢望而已。

还有好几天,主人就只让我吃一顿饭。反正是这么多天了,就从来没有给我吃过正常的三餐。经常一顿饭强迫我吃很多,然后再经过20多个小时之后才让我吃饭。

后来,我也就这么痛啊、痛啊的,就习惯了。

我很纳闷:难道我的主人遇到经济困难了?难道我有什么让我主人不满了?难道我的主人有什么想不开,不想让我好过?不然怎么老是不能让我按时吃饭呢?

正在我胡思乱想的时候,我的眼睛兄弟来电话了。他也跟我诉苦,说主人老是在他想睡觉的时候强迫他看电脑。然后,在白天强迫他睡觉,搞的他天天"见光晕"。

我这才明白:原来我的主人迷上了网络电脑游戏,不分白天黑夜地鏖战网络虚拟世界。唉!都是网络的错,电脑惹的祸。

今天早上,主人在熬了一夜之后,突然大发慈悲,让我吃早饭了!我很开心,因为桌上摆着久违的稀饭、榨菜、煎饺、煎鸡蛋、大肉包,这些都是我喜欢吃的。我拼命地吃,结果吃了3碗稀饭、4个煎饺子、2个肉包和1个煎鸡蛋。可是,吃完之后才发现我太心急了,吃得太多了,撑得我都快晕了!半天都没睡着。

原来,我已经被主人锻炼成了不需要吃早饭的胃了。突然吃下去了这么多,自己都运动不了。

到了下午,我的身体开始流血,我实在坚持不住,倒下了。主人终于告别了电脑,住进了医院,经医生检查,发现我身体上有大片、大片的出血糜烂灶和多个深浅不一的溃疡,有的溃疡正在汩汩的冒血呢!

主人怪我不争气,耽误了他的游戏通关。今天他情绪不好,我不想惹他。改天,我一定要找个机会,好好问问我的主人:落到现在这个地步,是我的错吗?

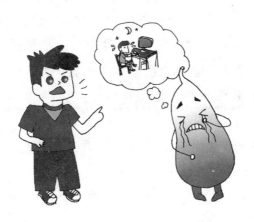

健康意识要移步到胃

作为胃,我供应着身体的营养。人每天所食用的所有食物都要经过我的消化和吸收,正是由于有了我勤劳的工作,才有源源不断的营养补给身体,人才能得以生存。

人的身体需要各式各样的营养,所以,嘴巴要吃下各式各样的食物,一旦有了偏食的毛病就可能会缺乏了某种营养,身体就有可能出现这样或那样的问题。

重视身体健康,首先就要保护我的安全,保障我的功能能够正常运转。对我发出的早期疾病信号一定要积极治疗，及时护养。

胃病从表面来讲是我出了问题，实际上身体其他的内脏也会受到牵连，这个问题如果得不到及时解决就会形成恶性循环。所有的内脏在中医的理论上讲是互相影响制约的，其他的内脏出了问题我就会跟着难受，而我闹意见时其他的内脏也会一样委屈。因为我病了以后消化吸收功能就会不正常，主人吃的所有的食物不能完全被消化吸收转换成身体所需要的营养。能量供应不足会直接影响其他内脏的正常工作。可以说牵一发而动全身。

我的健康与否与主人的生活习惯密切相关，例如腰腹裸露，腿部受寒，暴饮暴食，长期吃药，饮食没规律，减肥方法不当，喜食生冷食品，不良的饮食习惯等等，以上种种原因都是深深伤害我的劣习。如果我受到以上原因长期摧残和伤害，势必导致我的消化功能日益低下，自我保护能力也明显降低，用不了多久，就会疾病缠身了。

因此，我呼吁：健康意识要移步到胃。如若真为我好，请牢记下列这些保胃方法：

● 每天定时定量进餐，不吃冷、硬、辛辣等刺激性食物，多吃米粥、面等容易消化的食物。

● 吃饭的时候，不分心，不谈论，不看电视，不上网，每口饭都要细嚼慢咽，养成良好的饮食习惯。

● 护胃要注意保暖，不能受寒，不吃凉东西，尤其是冰镇的，再热的天也要喝温水。冬季时常用热水袋贴在腹部，或者将手搓热摩擦腹部。

● 要经常吃一些温热和养脾胃的食物，比如山药、土豆、桂皮、羊肉、桂圆和平菇等。

下肢膝盖下面有一个足三里穴，中医理论上讲足三里穴位是长寿穴，经常按摩足三里穴位可强健胃的功能。足三里穴具体穴位：膝关节屈曲，可以摸到胫骨外侧有一个明显的凹陷，将除拇指外的其余四指并拢，在凹陷往下大概四横指的位置，胫骨外侧边缘约一中指宽的地方就是足三里穴。

神奇的胃世界

胃大致位于人体腹部的左上方，是消化管最膨大的部分，上接食管，下连十二指肠。

胃的位置因人的体型、体位、胃的虚盈等情况的不同而有很大的变化，矮胖体型者胃的位置较高，瘦长体型者胃的位置较低。胃壁肌张力低、饱食后站立时，胃大弯最低点向下可达髂嵴水平。

胃的形状和大小随其内容物的多少而不同，充盈时膨大，空虚时可缩成管状。成年人胃在中等度充盈时，平均长度（胃底至胃大弯下端）为25～30厘米。胃容量约1500毫升。

胃有前壁和后壁，前后壁相连处呈弯状，为胃的小弯和大弯。胃的入口为贲门，出口为幽门。胃可分成4个部分：贲门部、胃底部、胃体部和幽门部。

贲门 是胃的入口处，即胃与食管的连接处。在胃与食管的交接处有条齿状线，起着括约肌的作用，可防止胃内容物向食管反流。

胃底部 位于贲门左侧，是贲门切迹平面以上的部分。

胃体部 是胃腔最大的部分，介于贲门和幽门之间。

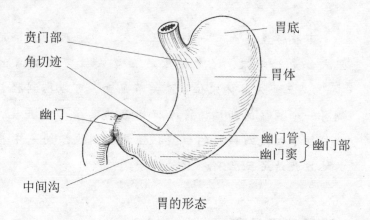

贲门部
角切迹
幽门
中间沟

胃底
胃体
幽门管
幽门窦 } 幽门部

胃的形态

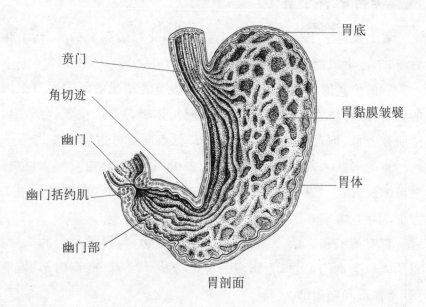

贲门
角切迹
幽门
幽门括约肌
幽门部

胃底
胃黏膜皱襞
胃体

胃剖面

幽门 是胃的出口,即胃与十二指肠的连接处。幽门对胃内容物的排空和防止十二指肠内容物的反流有一定的作用,一般慢性胃炎多发生在幽门或以此处为重,幽门螺杆菌也常寄生于此处。

胃壁有四层,即黏膜层、黏膜下层、肌层、浆膜层。

与食物直接接触的是黏膜层,人的胃黏膜表面附着一层厚度在

0.25～0.5 毫米的黏液层,胃的表面上皮细胞还能分泌重碳酸盐,二者结合形成双重防护屏障,一旦屏障被破坏就可能发生疾病。

胃的黏膜层内含有许多腺体,以其部位不同分为 3 种:贲门腺、胃底腺和幽门腺。

胃液中的胃酸和胃蛋白酶分别是由胃底(体)腺的壁细胞和主细胞所分泌的,胃底腺的分布约占全胃的 4/5,而且以胃体部为主。

已经可以证实胃溃疡的发生与胃酸密切相关,所以医学界很早就认识到了"无酸无溃疡"。

中医诠释胃的功劳

在身体器官中,胃的本领可谓大矣! 看看从中医的角度对胃的褒奖,就知道此言不虚了。

中医认为:胃的主要生理功能是受纳与腐熟水谷,胃以降为和,与脾相表里。

胃主受纳、腐熟水谷 受纳是接受和容纳的意思。腐熟是食物经过胃的初步消化,形成食糜的意思。饮食入口,经过食管,容纳于胃。

机体的生理活动和气血津液的化生都需要依靠食物的营养,故又称胃为"水谷气血之海"。容纳于胃中的饮食水谷,经过胃的腐熟后,下传于小肠以进一步消化吸收。如果胃的这一功能发生障碍,可出现食欲不振、食少、消化不良、胃脘胀痛等。

胃的受纳腐熟水谷功能必须与脾的运化功能相配合,故脾胃对饮食水谷的消化吸收功能概括为"胃气"。胃气的盛衰有无,直接关系到人体的生命活动及其存亡。因而又称脾胃为人的"后天之本"。

胃主通降,以降为和 饮食物经过胃的受纳腐熟后,必须下行而入小肠，以便进一步消化吸收。所以说，胃主通降，以降为和。在藏象学说中，胃的通降作用还概括了小肠将食物残渣下输于大肠，以及大肠传化糟粕的功能在内。

若胃失和降，则影响食欲，并出现口臭、脘腹胀满疼痛等；胃气上逆则出现嗳气吞酸、呃逆、恶心、呕吐等。

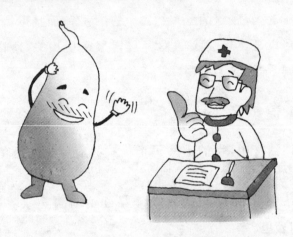

特别提醒：脾胃主要靠保养，吃药只能救急，却治不好脾胃的病。要想保养好脾胃，一定要有好的作息和饮食习惯，还不能太"操心"，因为中医认为"思伤脾"。

✚ 西医剖析胃的功用

西医认为胃的功用表现在以下四方面。

运动功能 胃的运动功能可分为搅拌、蠕动。通过搅拌运动可以将食物与消化液充分混合，形成的食糜通过蠕动送入十二指肠。

胃的运动可受物理、化学和神经因素影响。吞咽动作可以抑制胃蠕动，胃充盈时，胃蠕动增强。胃内食糜进入十二指肠后，则可抑制胃蠕动和排空。酸可以抑制胃的收缩。一般进食后胃的排空时间为 3～4 小时。

分泌功能 胃的腺体可以分泌下列几种物质，形成胃液的主要成分。

● 盐酸 盐酸可以激活胃蛋白酶原，使其变成胃蛋白酶，并且为胃蛋白酶发挥作用提供酸性环境；盐酸还有杀菌作用和促进胰液和胆汁分泌的作用。

● 胃蛋白酶原 胃蛋白酶原在盐酸的作用下转变为胃蛋白酶。胃蛋白酶的主要功能是对蛋白质进行消化。

● 黏液 黏液除了具有润滑作用及保护胃黏膜的作用外，还可以与胃黏膜细胞分泌的碳酸氢盐一起构筑黏液-碳酸氢盐屏障，保护胃黏膜免受侵害。

黏膜屏障作用 胃黏膜屏障是指在胃腔内和胃黏膜之间存在着一道十分严密的屏障，它是由上皮顶部细胞膜和相邻细胞间的紧密连接构成的。

黏膜保护作用 胃黏膜上皮细胞可不断合成和释放内源性的前列腺素，而前列腺素具有防止或明显减轻有害物质对黏膜损伤的作用。另外，某些胃肠肽如生长抑素等也对胃黏膜有一定的保护作用，其保护胃黏膜的机理主要是促进黏膜细胞更新，改善黏膜血流量、抑制胃酸分泌、促进胃黏膜分泌黏液等。

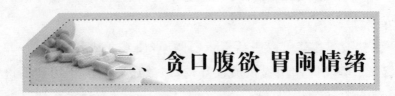

二、贪口腹欲 胃闹情绪

急性胃炎多发生在夏、秋两季。饮食不当是发病的主要原因。提高保健意识，注意饮食卫生是防患于未然的最好方法。

急性胃炎是位"不速之客"

在气候炎热的夏天，许多朋友喜欢通过喝冷饮来降温，在大汗淋漓之际此举更是畅快无比。殊不知，这样一块接一块地吃冰糕，一杯接一杯地喝冷饮，特别是在空腹的时候，急性胃炎就会不期而至，最终会让趁一时之快的口腹欲买下昂贵的医药单。下面让我们了解一下急性胃炎这位"不速之客"，也好拒此客于门外。

这位"客人"喜欢夏、秋两季来造访。当然，它不会无缘无故跑来惹事。招引它来的常常是我们不小心食进了含有病原菌及其毒素的食物，或是贪图口欲之快，导致饮食不当，如吃过量的有刺激性的不易消化的食物而引起的。

急性胃炎到来时，并不急于肆虐，而是小心地潜伏12~36小时后才会大胆进攻，然而这时候的形势已经变得严峻了。

当然，我们要是在此之前认清了这位"不速之客"的诱发因素，就可以有效地抵挡来犯之敌。

进食过冷、过烫或粗糙食物等容易损伤胃黏膜惹来急性胃炎。

喜欢喝浓茶、咖啡、烈酒，食用辛辣调味品等刺激性物质，或服用水杨酸盐类药、磺胺药、抗癌药物、抗生素、利血平、肾上腺皮质类固醇等药物也会损伤胃黏膜从而引发急性胃炎。

如果进食被细菌及其毒素、病毒污染的食物也会致病。天热久置的饭菜、奶、肉食适宜于细菌繁殖及毒素的产生，易导致急性胃炎。

急性胃炎往往起病急，患者常感觉上腹部不适、疼痛、胃口不好和恶心、呕吐，因伴发肠炎而有腹泻、水样便、上腹部或脐周有轻压痛、肠鸣音亢进。该病在一般情况下可以自己慢慢康复，数天后症状消失。

病情严重的患者会出现呕血、黑便、发热、畏寒、脱水、休克、酸中毒等症状。此时不宜在家中耽误病情，应及时送医院治疗。

预防急性胃炎的措施为：生活有节，起居有常，避免暴饮暴食，避免过度烟、酒、茶、油腻、粗糙及刺激性食物。还有一点很重要，要注意饮食卫生。

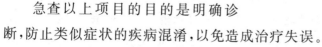 急性胃炎要急查

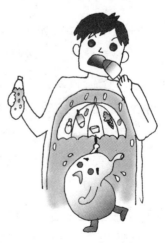

急性胃炎往往起病急，症状重。这时迫切需要检查的项目有：急查血、尿、大便常规，大便潜血（有呕血者应查血型，以备抢救时输血用，争取在 48 小时内做胃镜检查）。还要做胸部透视、B 超、肝功能、电解质、血糖、血脂、心电图。这些检查必须要在 3 日内完成。

急查以上项目的目的是明确诊断，防止类似症状的疾病混淆，以免造成治疗失误。

除了急查项目外，胃镜检查、病理学检查、幽门螺杆菌检查和 X

线钡餐造影也是很有必要的。

胃镜检查 可直接观察胃黏膜病变及其程度,可见黏膜广泛充血、水肿、糜烂、出血,有时可见黏膜表面的黏液斑或反流的胆汁。幽门螺杆菌感染胃炎时,还可见到胃黏膜微小结节形成(又称胃窦小结节增生)。同时可取病变部位组织进行幽门螺杆菌和病理学检查。

幽门螺杆菌检测 方法包括:胃黏膜组织切片染色与培养,血清学检测幽门螺杆菌抗体,尿素酶试验,核素标记尿素呼吸试验。

X线钡餐造影 多数胃炎病变在黏膜表层,钡餐造影难有阳性发现。胃窦部位有浅表炎症者有时可呈现胃窦部激惹征,黏膜纹理增粗、迂曲、锯齿状,幽门前区呈半收缩状态,可见不规则痉挛收缩,气、钡双重造影效果较好。

✚ 急性胃炎的西医疗法

一般治疗 首先去除外因,即停止一切对胃有刺激的饮食和药物。酌情短期禁食,然后给予易消化的清淡的少渣的流质饮食,利于胃的休息和损伤的愈合。急性腐蚀性胃炎除禁食外,适当禁洗胃、禁催吐,立即饮用蛋清、牛奶、食用植物油等,以保护胃黏膜。再去除内因,即积极治疗诱发病,如急性感染性胃炎应注意全身疾病的治疗,控制感染,卧床休息等。

抗菌治疗 急性胃炎伴有细菌感染者,可选择敏感的抗生素以控制感染。急性化脓性胃炎,应予大量有效的抗生素治疗。急性腐蚀性胃炎亦可选用抗生素以控制感染。

纠正水、电解质紊乱 对于吐泻严重、脱水的患者,应当鼓励患者多饮水,以补充丢失的水分。以糖盐水为好(白开水中加少量糖和盐而成)。不要饮含糖多的饮料,以免产酸过多加重腹痛。呕吐频繁的患者可在一次呕吐完毕后少量饮水（50毫升左右），多次饮入，不至于呕出。必要时需要采用静脉补液等办法。

止血治疗　急性胃炎导致的出血属危重病症，可用冷盐水洗胃，或冷盐水150毫升加去甲肾上腺素1～8毫克洗胃，该方法适用于血压平稳，休克已纠正者。还可以通过胃镜直视下用电凝、激光、冷凝、喷洒药物等方法迅速止血。对出血量较大者，适量输血。

抑制胃酸治疗　可选用质子泵注射液类药物：奥美拉唑、泮托拉唑、埃索美拉唑等，或组胺H_2受体拮抗剂注射液药物：西米替丁、雷尼替丁、法莫替丁等。

对症治疗　上腹痛者排除了胃穿孔等急腹症情况后可考虑应用颠茄片、阿托品、山莨菪碱等药物解除胃部痉挛，缓解胃痛；还可局部热敷胃部止痛（有胃出血者禁用）；恶心、呕吐者，可用胃复安止吐；腹泻者可用蒙脱石散（思密达）。

　　医生通常会建议急性胃炎患者禁食半天或一天，并多多补充水分。补充水分并非一味喝白开水，最好饮用含适当盐分的电解质水溶液，如果拼命喝白开水恐怕会引发抽筋现象。

急性胃炎的中医施治

急性胃炎多属中医胃脘痛、胃痞、呕吐等病证范畴。中医多按不同证型进行辨证施治。

1. 胃肠湿热型

主症　起病急骤，恶心频繁，呕吐吞酸，腹痛阵作，泻下急迫（里急后重），便行不爽，便色黄褐而臭，口渴欲饮，心烦，尿短赤少，苔黄腻,脉濡数或滑数。

治则 清热化湿,理气和胃。

方药 葛根芩连汤加减:葛根 20 克,黄芩 15 克,黄连 15 克,生甘草 10 克,金银花 12 克,茯苓 10 克,车前子 12 克(包煎),白扁豆 9 克,荷花 10 克。水煎服,每日一剂。

腹痛甚者,加白芍、木香理气缓中;呕吐甚者,先吞服玉枢丹以辟浊止呕;夹食滞者,加神曲、麦芽、山楂等消滞品。

[2.]**暑湿犯胃型**

主症 胃脘痞满,胀闷不舒,按之腹软而痛,纳差食减,口干而腻,头身沉重,肢软乏力,小便黄热,大便滞而不爽,或兼见发热恶寒,舌质红,苔白黄而腻,脉濡细或濡数。

治则 解暑和胃,化湿止痛。

方药 藿香正气散加减:藿香 10 克、半夏 10 克、大腹皮 10 克、紫苏 6 克、白芷 10 克、陈皮 10 克、茯苓 15 克、白术 10 克、厚朴 10 克、生姜 3 片、大枣 5 克。水煎服,每日一剂。

[3.]**胃热炽盛型**

主症 胃脘疼痛,胀满,痛处灼热感,口干而苦,恶心呕吐,吐出物为胃内容物,有酸臭味或苦味,饮食喜冷恶热,大便干结,尿黄,舌质红,苔黄厚或黄腻,脉弦滑。

治则 清热止痛,降逆通便。

方药 大黄黄连泻心汤:大黄 10 克、黄连 6 克、黄芩 10 克。水煎服,每日一剂。

[4.]**寒邪犯胃型**

主症 胃痛猝发,痛无休止,得温则减,遇寒加重,多有受凉或饮食生冷病史,或伴有呕吐清水,畏寒怕冷,手足不温,喜食热饮,口淡不渴,舌苔薄白或白腻,脉沉迟。

治则 温中散寒,和胃止痛。

方药 良附丸合桂枝汤加减:高良姜 6 克、香附 10 克、桂枝 10 克、炒白芍 15 克、炙甘草 6 克、姜半夏 10 克、荜拨 6 克、生姜 3 片。水煎服,每日一剂。

⑤.**寒湿阻滞型**

主症 呕吐清水,恶心,腹泻如水,腹痛肠鸣并伴有胃寒发热,颈项或全身关节酸痛,苔薄白或白腻,脉濡。

治则 疏邪化浊,散寒除湿。

方药 藿香正气散加减:大腹皮 9 克,白芷 9 克,紫苏 9 克,半夏曲 9 克,白术 10 克,陈皮 10 克,厚朴 10 克,桔梗 10 克,藿香 15 克,炙甘草 6 克。水煎服,每日一剂。

恶寒发热者可加荆芥、防风;头身疼痛者加羌活、独活;如有宿滞伴胸闷腹胀者,去白术,加神曲、鸡内金消食导滞。

⑥.**寒凝气滞型**

主症 胃胀疼痛,遇寒加重,得热痛减,并伴有纳差食减,苔薄白,脉弦细。

治则 温胃散寒,理气止痛。

方药 良附丸合理中汤加减:高良姜 10 克、香附 10 克、炒白芍 10 克、党参 10 克、白术 10 克、炙甘草 5 克、姜半夏 10 克、荜拨 8 克、生姜 3 片。水煎服,每日一剂。

⑦.**食滞胃脘型**

主症 胃脘胀满,疼痛拒按,或呕吐酸腐及不消化食物,吐后痛减,食后加重,嗳气反酸,大便不爽,舌质淡红,苔厚腻,脉滑实。

治则 消食导滞,和胃降逆。

方药 保和丸加减:神曲 10 克、山楂 15 克、莱菔子 6 克、陈皮 6 克、茯苓 10 克、连翘 6 克、半夏 10 克。水煎服,每日一剂。

8. 食滞胃肠型

主症 恶心厌食，腹痛，泻下秽臭，急迫不爽，泻后痛减，苔厚腻，脉滑实。

治则 消食化滞，和胃降逆。

方药 保和丸加减：焦山楂 15 克，神曲 10 克，茯苓 10 克，陈皮 6 克，连翘 6 克，炒莱菔子 6 克。水煎服，每日一剂。

食滞甚而化热，大便泻而不爽者，可因势利导，用枳实导滞丸之类；若胃中积热呕吐者，可加竹茹、代赭石之类。

9. 肝郁气滞型

主症 胃脘胀满，痛及两胁，情志不畅时更甚，或呕吐吞酸，嗳气频作，饮食减少，舌质淡红，苔薄白，脉弦。

治则 疏肝理气，和胃止痛。

方药 四逆散合小半夏汤加减：醋柴胡 9 克、炒白芍 12 克、炒

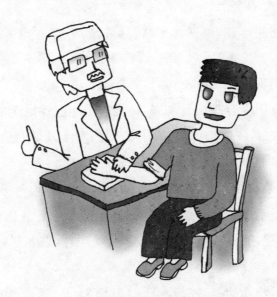

枳壳 12 克、生甘草 6 克、姜半夏 10 克、鲜生姜 3 克、元胡 15 克、炒川楝子 10 克。

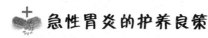 急性胃炎的护养良策

急性胃炎病情重者，应卧床休息，有家人陪护，并注意保暖。

如果伴有上消化道出血、严重脱水、酸中毒或高热时，宜及时就医。

急性胃炎初期　此期正是胃黏膜急性充血、水肿、发炎和渗出的严重阶段，此时胃蠕动活跃或处于痉挛状态，其消化吸收功能都比较弱。所以，在起病后 8～12 小时内，患者只能吃流质食物，如米汤、青菜汤、藕粉、鸡蛋面糊等。

急性胃炎好转期　因为受过伤害的胃仍虚弱，故应先从易消化的食物开始。可适当吃些容易消化及营养丰富的流质或半流质食物，如薄面片、蒸蛋羹等，还可以试吃些麦片、稀粥、布丁、饼干或高汤等。宜采用少食多餐的方法，每日进食 4～5 次。需要注意的是，此时不宜喝牛奶和吃大量的蔗糖。避免高纤维、辣味、酸性、油腻、多糖、乳品等食物，以免刺激胃。应该如此饮食 1～2 天，好让胃有时间恢复正常。

急性胃炎恢复期　此期要特别注重节制饮食，饮食上宜吃些清素、软烂、温热的食物，避免过早地进食肥肉、油炸食品、生冷坚硬的食品以及多纤维食物，如芹菜、黄豆芽、韭菜、蒜薹等。恢复期后 2～3 天左右，即可按正常饮食进餐。同时避免对胃有刺激性的生冷、辛辣、粗糙的饮食，如咖啡、芥末、葱、姜、蒜、胡椒、陈醋之类。并戒烟、禁酒。

急性胃炎一日食谱举例：

早餐：清汤挂面。

加餐：饼干2块。

午餐：薄面片汤（面粉50克），鸡蛋羹（鸡蛋50克）。

加餐：冲藕粉（藕粉25克）。

晚餐：米粥（大米50克），小菜（酱黄瓜20克）。

急性胃炎患者的食疗方

方一、桂花心粥

原料　粳米50克，桂花心2克，茯苓2克。

制法　粳米淘净。将桂花心、茯苓放入锅内，加清水适量，用武火烧沸后，转用文火煮20分钟，滤渣，留汁。将粳米和汤汁放入锅内，加适量清水，用武火烧沸后，转用文火煮，至米烂成粥即可。

用法　每日1次，早餐或晚餐服用。

功效　具有舒肝理气、醒脾开胃的功效。

方二、鲜藕粥

原料　鲜藕适量，粳米100克，红糖少许。

制法　将鲜藕洗净，切成薄片，粳米淘净。将粳米、藕片、红糖放入锅内，加清水适量，用武火烧沸后，转用文火煮至米烂成粥。

用法　每日2次，早、晚餐食用。

功效　有健脾养胃的功效。

方三、橙子蜂蜜饮

原料　橙子1只，蜂蜜50克。

制法　将橙子洗净，然后带皮切成4瓣。橙子、蜂蜜放入锅内，加清水适量,用武火烧沸后,转用文火煮 20 分钟,捞出橙子,留汁即成。

用法 代茶饮。

功效 有健脾养胃的功效。

方四、枸杞藕粉羹

原料 枸杞 25 克,藕粉 50 克。

制法 先将藕粉加适量水,小火煮沸,再加入枸杞,煮沸后即可食用。

用法 每日 2 次,服用。

功效 有健脾养胃的功效。

方五、桔皮粥

原料 鲜桔皮 25 克,粳米 50 克。

制法 将鲜桔皮洗净,切成块,与粳米共同煮熬,待粳米熟后即可。

用法 每日 1 次,早餐食用。

功效 有健脾顺气的功效。

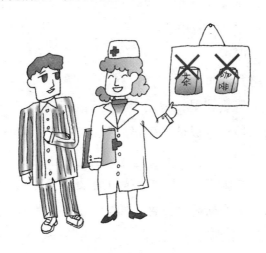

方六、蜂蜜桃汁饮

原料 蜂蜜 20 克,鲜桃 1 个。

制法 将鲜桃去皮、去核,榨汁,再加入蜂蜜和适量温开水即成。

用法 每日 1～2 次,每次 100 毫升。

功效 有养胃的功效。

方七、姜韭牛奶汁

原料 鲜姜 25 克,韭菜汁 100 毫升,牛奶 250 毫升。

制法 将姜、韭菜洗净,切细,捣烂榨汁,与牛奶同放锅中,煮沸即可饮用。

用法 每日服用 1 剂,连续服 2～3 天。

功效 健脾温中止呕。适用于急性胃炎纳差,食少、呕吐、恶心。

方八、瓜皮肉丁

原料 西瓜皮 150 克,猪瘦肉 100 克,调味品适量。

制法 将西瓜皮洗净、切片,瘦肉洗净、切片,用淀粉抓匀后备用。取素油适量,放锅中烧热,下瓜皮、肉片炒熟,下调味品、葱、姜、盐等,炒熟即可。

用法 服食。每周 2～3 剂。

功效 可清热利湿。适用于急性胃炎脘腹胀满等。既能补充人体丢失的各种营养成分,又有健脾益气之功。

方九、丁香姜糖

原料 丁香 5 克,生姜 30 克,白糖 250 克。

制法 将丁香研末,生姜切细丝备用。白糖放入锅内,加清水适量,文火煎熬至稠时,加丁香末、姜丝调匀,续熬至用筷子挑起糖液呈丝状而不粘手时,停火,将糖倒在涂有植物油的瓷盘内,待凉,用刀将糖切成块即成(约切成 50 块)。

用法 每次口服 1～2 块,每日 2～3 次。

功效 可温胃,降逆,止呕。适用于急性胃炎呃逆,恶心呕吐,脘腹胀满,胃脘冷痛等。

方十、砂仁炒瘦肉

原料 砂仁 3 克,瘦肉 100 克,调料少许。

制法 将砂仁研为细末备用。将瘦肉洗净,切丝,用葱、姜、料酒、淀粉等勾芡,锅中放素油烧热后,下葱姜爆香,而后下瘦肉丝爆炒,待熟时,调入砂仁、食盐、味精等,翻炒片刻即成。

用法 佐餐食服,每周 2～3 剂。

功效 可温中行气,和胃止泻。适用于急性胃炎上腹饱胀,呕吐泄泻,纳差食少等。

方十一、木瓜米醋汤

原料 木瓜 500 克,生姜 30 克,米醋 50 克。

制法 将原料共同放入砂锅内,加适量水煮成汤。

用法 每 2 天服 1 剂,每剂分三次服完。可常服食。

功效 有健脾胃、助消化之功。

方十二、紫花苦菜汤

原料 紫花苦菜 15 克,红糖 20 克。

制法 取紫花苦菜 15 克洗一遍(一遍即可),放入锅内,加水约 1000 毫升;煮开后多煮 5 分钟左右,然后去渣,剩余汤入暖瓶或容器置入冰箱保存;饮用紫花苦菜汤时,必须温服。每次 50～100 毫升,每天 3 次,先把 2～3 勺红糖(最好是里散装深颜色的普通红糖)放入杯内,把烧好的紫花苦菜汤倒入杯中充分搅拌,待温时喝下。

用法 饭后 30 分钟服。

功效 能开胃益气,缓解胃胀、胃痛、反酸、嗳气等不适症状。

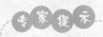
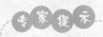专家提示

　　胃病患者不宜饮浓茶和咖啡。因为，茶叶与咖啡中含有茶碱、咖啡因，能刺激胃的腺体，使胃酸及胃蛋白酶等消化液分泌增加。当胃有胃炎、胃溃疡等病变时，饮浓茶、浓咖啡会引起胃酸分泌增多，可直接加重胃病，降低胃药的疗效，不利于疾病的康复。

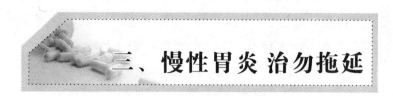

三、慢性胃炎 治勿拖延

胃每天都要工作,得不到休息,所以胃病好得慢。患有慢性胃炎的人,饮食要特别注意。另外,吃饭不能太快,要细嚼慢咽,不能吃得太饱,以便食物进入胃中好消化。除饮食调理外,生活要有规律,工作不要太紧张、太劳累,还要节制郁怒忧愁。

发病首位的慢性胃炎

慢性胃炎是一种常见病,也是多发病之一,其发病率在各种胃病中居首位。主要分为慢性非萎缩性胃炎和慢性萎缩性胃炎两大类。

慢性胃炎的病因一般认为与周围环境的有害因素及易感体质有关。物理的、化学的、生物性的有害因素长期反复作用于易感人体即可引起慢性胃炎。

● 长期饮浓茶、烈酒、咖啡,食用过热、过冷、过于粗糙的食物,可导致胃黏膜损伤,从而诱发慢性胃炎。

● 长期大量服用非甾体类消炎药如阿司匹林、消炎痛、吲哚美辛等可抑制胃黏膜前列腺素的合成,破坏黏膜屏障,从而诱发慢性胃炎。

● 吸烟时烟草中的尼古丁不仅可影响胃黏膜的血液循环,还可导致幽门括约肌功能紊乱,造成胆汁反流;各种原因的胆汁反流均可破坏黏膜屏障从而导致慢性胃炎的发生。

● 细菌尤其是幽门螺杆菌感染,与慢性胃炎密切相关。

● 其他因素,如心力衰竭、肝硬化合并门脉高压、营养不良都可引起慢性胃炎。糖尿病、甲状腺病、慢性肾上腺皮质功能减退和干燥综合征患者同时伴有慢性萎缩性胃炎较多见。

慢性非萎缩性胃炎 通常表现为不规则的上腹部隐痛、腹胀、打嗝等,尤以饮食不当时明显,部分患者可有反酸,甚至有胃出血情况发生。

慢性萎缩性胃炎 分为胃体萎缩和胃窦萎缩两种:

胃体萎缩性胃炎一般表现出的症状较少,有时可出现不想吃饭、体重减轻,舌炎、舌乳头萎缩等;

萎缩性胃炎影响胃窦时症状较为明显,特别有胆汁反流时,常表现为持续性上、中腹部疼痛,于进食后即感觉明显,可伴有含胆汁的呕吐物和胸骨后疼痛及烧灼感,有时还有反复小量胃出血,甚至出血量大时出现呕血。

　　慢性非萎缩性胃炎可逆转至正常,亦可演变为慢性萎缩性胃炎。少数萎缩性胃炎可能演变为胃癌。所以要积极治疗慢性非萎缩性胃炎,防止胃黏膜萎缩。

 慢性非萎缩性胃炎的检查项目

多数慢性非萎缩胃炎患者无任何症状,有症状也缺乏特异性,且缺乏特异性体征。因此根据症状和体征难以作出慢性非萎缩性胃炎的正确诊断。慢性非萎缩性胃炎的确诊主要依赖于胃镜检查和胃黏膜活检组织学检查,尤其是后者的诊断价值更大。由于胃镜所见与活组织检查的病理表现常不一致,因此诊断时应两者结合,在充分活检的基础上以活组织病理学诊断为准。

慢性非萎缩性胃炎的诊断应力求明确病因。幽门螺杆菌感染是慢性非萎缩性胃炎的主要致病因素,故幽门螺杆菌检测在胃病检查过程中就显得十分重要。

幽门螺杆菌的检测手段包括下述几项。

(1)胃黏膜组织切片染色与培养　将胃黏膜组织进行切片染色,并将组织进行培养,幽门螺杆菌培养需在微氧环境下用特殊培养基进行,3～5天可出结果是最精确的诊断方法。

(2)尿素酶试验　尿素酶试剂中含有尿素和酚红,幽门螺杆菌产生的酶可分解其中的尿素产生氨,后者使试剂中的酸碱度值上升,从而使酚红由棕黄色变为红色,此法快速、简单、特异性和敏感性可达90%以上。

(3)血清学检测幽门螺旋杆菌抗体　临床上用酶腾免疫吸附试验(ELISA)来检测幽门螺杆菌感染情况。该方法的优点是简便、快捷、价廉和安全,同时具有高敏感性和高特异性,有助于高危人群的筛查。

(4)核素标记尿素呼气试验　让患者口服一定量同位素^{13}C或^{14}C标记的尿素,如果患者消化道内含有幽门螺杆菌,则幽门螺杆菌产生的尿素酶可将尿素分解产生二氧化碳,由肺呼出,通过测定呼出气体中^{13}C或^{14}C含量即可判断胃内幽门螺杆菌感染程度,其特异性和敏感性均达90%以上。

(5)粪便检测幽门螺杆菌抗原　此检查方法的特点是方便、愉捷,检测结果容易判读,是主流的检测方法。

慢性非萎缩性胃炎的五项治疗原则

对于慢性非萎缩性胃炎的治疗大多数采用药物疗法,在使用药物的时候一般应注意下述五项原则。

原则一、增强胃黏膜防御

胃黏膜保护剂适用于有胃黏膜糜烂、出血或症状明显者，药物包括兼有杀菌作用的胶体铋、兼有抗酸和胆盐吸附作用的铝碳酸制剂和有黏膜保护作用的硫糖铝等。

原则二、消除或削弱攻击因子

● 对于慢性胃炎的患者，根除幽门螺杆菌治疗非常关键。可根据具体情况，选用质子泵抑制剂或铋剂任何一种，另加两种抗生素的三联疗法。可根据具体情况分别选用抗生素如克拉霉素、阿莫西林、甲硝唑、四环素中的两种；也可以采用两种抗生素加上质子泵抑制剂和铋剂的四联疗法。疗程一般为 $7\sim10$ 天。

● 抑酸或抗酸治疗适用于胃黏膜糜烂或以烧心、泛酸、上腹部饥饿痛等症状为主要表现者，根据病情或症状的严重程度，选用抗酸剂如氢氧化铝，H_2 受体阻滞剂如法莫替丁，或质子泵抑制剂如奥美拉唑。

● 针对胆汁反流、服用非甾体类抗炎药等原因导致的胃黏膜损伤，可分别给予铝碳酸镁（达喜）或氢氧化铝凝胶等药物。

原则三、选用胃动力促进剂

胃动力促进药适用于以上腹部饱胀、早饱等症状为主者，可选用多潘立酮（吗丁啉）或枸橼酸莫沙必利分散片（新络纳）等。

原则四、抗抑郁药和镇静药

这类药适用于睡眠差、有明显精神因素者，可配合服用谷维素或艾司唑仑（舒乐安定）等，以减轻精神症状。

原则五、中医辨证论治

根据慢性胃炎的中医辨证分型不同，分别施以不同的中医方药或中成药。

慢性胃炎在治疗过程中，如果患者缺乏联合用药的基本知识，随意使用，就可能出现"联合用胃药，仍不见疗效"的尴尬情况。因此要注意：一定要遵医嘱用药。

慢性非萎缩性胃炎的调养事宜

慢性非萎缩胃炎患者在坚持服药的基础上，还要注重下述生活护理细节。

避免紧张，保持乐观心态　情绪抑郁、过度紧张或疲劳后，易引起幽门括约肌的功能紊乱，出现胆汁反流，诱发慢性胃炎。要尽量保持乐观心态，同时也要注意避免在情绪紧张、焦虑、抑郁时进食。

进食易消化食物　要尽量选择营养丰富且易于消化的食物，避免进食过于粗糙、坚硬，及纤维过多、不易消化的食物，同时也要少吃刺激性强的食物，如过酸、过辣、过咸的食物等，以避免引起胃酸分泌增加。对于胃部不适的人，也可以选择少食多餐的方式。进食时要细嚼慢咽，以确保食物与唾液充分混合后再咽下。

规律生活　避免过度劳累，早上不赖床，中午要午休，晚上不熬夜。

戒烟禁酒　烟草中的有害成分可使胃酸分泌增加，会引发或加重对胃黏膜的刺激，过量吸烟还会造成胆汁反流。长期过量饮酒可造成胃黏膜充血、水肿、糜烂，对胃的伤害很大。

详细阅读药品说明书　用药之前，要详细阅读药品说明书，慎服或禁服对胃黏膜有损伤的药物。

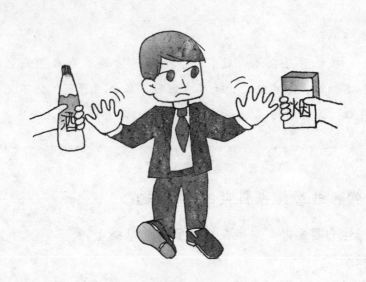

 慢性非萎缩性胃炎患者的食疗方

方一、炒木须肉片

原料　黄花菜(干品)20克,黑木耳(干品)10克,瘦猪肉60克,香葱、黄酒、盐适量。

制法　黑木耳、黄花菜用水浸泡、洗净。瘦猪肉切薄片拍松,加细盐、黄酒拌匀。植物油2匙,用中火烧热油,倒入肉片稍翻炒,再倒入木耳、黄花菜同炒,加盐、黄酒适量,炒出香味后,加淡肉汤或清汤半小碗,烧煮8分钟,撒上香葱,拌炒几下即可。

用法　佐餐食用。

功效　柔肝调中,补益脾胃。

方二、牛奶山药糊

原料　牛奶250克,山药30克,面粉30克。

制法　将山药去皮、洗净,切成丁状,用水适量,文火炖煮,至汤浓后再加牛奶,调入面粉糊搅拌,煮沸即成。

用法　每日1次,空腹为宜,1次服完。

功效 补脾益胃。

方三、麦门冬粥

原料 麦门冬 30 克,粳米 100 克,冰糖适量。

制法 先用麦门冬煎汤,去渣取汁备用。将粳米淘洗干净,加水适量煮粥,待粥快好时,加入麦门冬汁及适量冰糖,调匀稍煮即可。

用法 作早、晚餐食之。

功效 补中和胃,养阴除烦。

方四、太子参炖鸡

原料 鸡肉 90 克,太子参 30 克,淮山药 15 克,生姜 3 片,盐适量。

制法 将鸡肉去肥油,洗净切块,太子参、淮山药、生姜洗净。把全部用料一起放入炖盅内,加清水适量,文火隔水炖 1～2 小时,盐调味即成。

用法 饮汤食肉。

功效 益气健脾养阴。

方五、白芍石斛瘦肉汤

原料 瘦猪肉 250 克,白芍 12 克,石斛 12 克,红枣 4 枚,盐适量。

制法 瘦猪肉切块,白芍、石斛、红枣(去核)洗净。把原料一同放入锅内,加清水适量,武火煎沸后,文火再煮 1～2 小时,加盐调味即成。

用法 饮汤食肉。

功效 益胃养阴止痛。

方六、参芪薏米粥

原料 党参 12 克,黄芪 20 克,炒薏米 60 克,粳米 60 克。

制法　将党参、黄芪、粳米、薏米洗净,以冷水泡透。把全部用料一同放入锅内,加适量清水,文火煮至米烂粥成即可。

用法　作早、晚餐食用。

功效　健脾祛湿。

方七、紫菜南瓜汤

原料　老南瓜 100 克,紫菜 10 克,虾皮 20 克,鸡蛋 1 枚,酱油、猪油、黄酒、醋、味精、香油各适量。

制法　先将紫菜水泡,洗净,鸡蛋打入碗内搅匀,虾皮用黄酒浸泡,南瓜去皮、瓤,洗净切块;再将锅放火上,倒入猪油,烧热后,放入酱油炝锅,加适量的清水,投入虾皮、南瓜块,煮约 30 分钟,再把紫菜投入,10 分钟后,将搅好的蛋液倒入锅中,加入佐料调匀即成。

用法　每日服食一次。

功效　护胃强体助消化。

方八、木瓜鲩鱼尾汤

原料　番木瓜 1 个,鲩鱼尾 100 克,盐适量。

制法　木瓜削皮、切块,鲩鱼尾入油锅煎片刻,加木瓜及生姜片少许,放适量水,共煮 1 小时左右,加盐调味即可。

用法　佐餐食用。

功用　养胃消食。对食积不化、胸腹胀满有辅助疗效。

方九、参芪猴头炖鸡

原料　猴头菌 100 克,母鸡 1 只(约 750 克),黄芪、党参、大枣各 10 克,姜片、葱结、黄酒、清汤、淀粉、盐各适量。

制法　将猴头菌洗净去蒂,泡涨后将菌内残水挤压干净,以除苦味,再切成 2 毫米厚片待用。把母鸡去头爪、剁块,放入炖盅内,加入姜片、葱结、黄酒、清汤,上放猴头菌片和浸软洗净的黄芪、党参、大枣,用文火慢慢炖,直至肉熟烂为止,加盐调味即成。

用法 吃鸡肉,喝汤。

功效 补气健脾养胃。

方十、清炖鲫鱼

原料 鲫鱼1条,橘皮10克,生姜50克,胡椒2克,吴茱萸2克,黄酒50克,盐、葱、味精适量。

制法 将鲫鱼去鳞及内脏,生姜切片后放鱼上几片,其余和橘皮、胡椒、吴茱萸一起纱布包填鱼腹内,加入黄酒、盐、葱和15毫升水,隔水清蒸半小时,取出药包加入味精即可。

用法 佐餐食用。

功效 温胃止痛,可辅治虚寒胃痛。

方十一、砂仁肚条

原料 砂仁10克,猪肚500克,花椒、胡椒、葱白、生姜、盐适量。

制法 将猪肚放入砂锅中,加水500毫升。大火烧开后放入砂仁、花椒、胡椒、葱白、生姜,文火炖熟,加盐调味即可。

用法 佐餐食用。

功效 温中化湿,行气止痛。主治胃脘冷痛,胀闷不舒。

方十二、胡萝卜炒陈皮瘦肉丝

原料 胡萝卜200克,陈皮10克,瘦猪肉100克,香葱、盐、黄酒适量。

制法 胡萝卜切丝,猪肉切丝后加盐、黄酒拌匀,陈皮浸泡至软切丝。先炒胡萝卜至熟后出锅,再用油炒肉丝、陈皮3分钟,加入胡萝卜丝、少许盐、黄酒同炒至干,加水少量焖烧3~5分钟,撒入香葱即成。

用法 佐餐食用。

功效　祛湿、行气、健胃。

方十三、黄芪内金粥

原料　生黄芪 12 克,生薏米、赤小豆各 10 克,鸡内金粉 7 克,金橘饼 1 个,糯米 80 克。

制法　将生黄芪加水煮 20 分钟,取汁,加入金橘饼、薏米、赤小豆、糯米煮成粥,再加入鸡内金粉即可。

用法　每日服食 1 次。

功效　消食和胃,补中益气。

方十四、淮山蜂蜜煎

原料　淮山 30 克,鸡内金 9 克,蜂蜜 15 克。

制法　淮山、鸡内金水煎取汁,调入蜂蜜,搅匀即可。

用法　每日 1 剂,分两次温服。

功效　健脾消食。用于脾胃虚弱,运化不健之食积不化、食欲不振等。

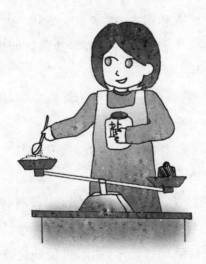

方十五、胡椒猪肚

原料 白胡椒 15 克,猪肚 1 个。

制法 将胡椒略打碎,放入洗净的猪肚内,并在猪肚内装入少量水,然后用线扎紧,放砂锅内小火炖至烂熟,调味后食用。

用法 每 2 天服 1 次,连服 5 次。

功效 有补虚损,温补脾胃之效。

方十六、鲫鱼糯米粥

原料 鲫鱼 2 条,糯米 50 克。

制法 将鲫鱼去鳞、肠杂后与糯米同煮粥即成。

用法 早晚餐食用,可常服用。

功效 有养胃益气的作用。

慢性萎缩性胃炎的两"兄弟"

根据萎缩性胃炎血清免疫学检查与胃内病变的分布,将其分为 A 型与 B 型两个独立的类型。

A 型萎缩性胃炎病变主要见于胃体部,多弥漫性分布,胃窦黏膜一般正常,血清壁细胞抗体阳性,血清胃泌素增高,胃酸和内因子分泌减少或缺少,易发生恶性贫血,又称为自身免疫性胃炎。

B 型萎缩性胃炎病变多见于胃窦部,呈多灶性分布,血清壁细胞抗体阴性,血清胃泌素大多正常,胃酸分泌正常或轻度减低,无恶性贫血,较易并发胃癌,这是一种单纯性萎缩性胃炎。

在我国,B 型萎缩性胃炎多见,A 型萎缩性胃炎很少见。

慢性萎缩性胃炎属于中医"胃脘痛"范畴,是临床上常见的消化道疾病。祖国医学认为本病多由情志郁结,饮食失调,脾胃、肝等脏腑功能失调,日久气血失和而致。中医将本病分为脾胃虚弱型、肝胃不和型、脾胃湿热型、胃阴不足型、胃络血瘀型。

✚ 慢性萎缩性胃炎的确诊三招

第一招、实验室检查

实验室检查包括以下这 4 项。

● 胃液分析　A 型慢性萎缩性胃炎患者多无酸或低酸，B 型慢性萎缩性胃炎患者可正常或低酸。

● 胃蛋白酶原测定　胃蛋白酶原由主细胞分泌，慢性萎缩性胃炎时，血液及尿液中的胃蛋白酶原含量减少。

● 血清胃泌素测定　胃窦部黏膜的细胞分泌胃泌素。A 型慢性萎缩性胃炎患者，血清胃泌素常明显增高；B 型慢性萎缩性胃炎患者胃窦黏膜萎缩，血清胃泌素大多正常。

● 免疫学检查　壁细胞抗体（PCA）、内因子抗体（IFA）、胃泌素分泌细胞抗体（GCA）测定，可作为慢性萎缩性胃炎及其分型的辅助诊断。

第二招、X 线检查

大多数萎缩性胃炎患者做 X 线胃钡餐检查无异常发现。气钡双重造影可显示胃体黏膜皱襞平坦、变细，胃体大弯的锯齿状黏膜皱襞变细或消失，胃底部光滑，部分胃窦炎胃黏膜可呈锯齿状或黏膜粗乱等表现。

第三招、胃镜及活组织检查

胃镜检查及活检是最可靠的诊断方法。胃镜诊断应包括病变部位、萎缩程度、肠化生及不典型增生的程度。

肉眼直视观察萎缩性胃炎的黏膜多呈苍白或灰白，皱襞变细或平坦。黏膜可表现红白相间，严重者有散在白色斑块。黏膜下血管显露为萎缩性胃炎的特征，可见到红色网状小动脉或毛细血管，严重的萎缩性胃炎，可见有上皮细胞增生形成细小颗粒或较大结节。亦有黏膜糜烂，出血现象。

胃黏膜活检病理表现主要为腺体不同程度萎缩、消失,代之以幽门腺化生或肠腺化生,间质炎症浸润显著。

不可小瞧的一项检查指标

有些胃炎患者,通过胃镜下取活检做病理组织学检查,常会发现伴有肠上皮化生。这是怎么一回事呢?

其实,肠上皮化生就是胃黏膜损伤的一种指标,也是慢性萎缩性胃炎的重要上皮变化。简单来说,就是胃黏膜上皮细胞被肠型上皮细胞所代替,即胃黏膜中出现类似小肠或大肠上皮化生。

小肠型化生,其上皮分化好,广泛见于各种良性胃病;而大肠型化生,其上皮分化差,与胃癌的发生有密切关系。两型化生可混合存在。

临床上发现,肠上皮化生合并萎缩性胃炎者约占65%,而且随着年龄增长而上升。

由于慢性萎缩性胃炎合并肠上皮化生与胃癌发生关系密切,故慢性萎缩性胃炎伴有肠上皮化生的患者应引起高度重视,长期随访,定时复查,以防癌变。

慢性萎缩性胃炎的治疗措施

慢性萎缩性胃炎的主要治疗措施有以下几项。

抗幽门螺杆菌治疗 幽门螺杆菌是慢性萎缩性胃炎的致病菌。因此治疗慢性萎缩性胃炎首先应进行抗菌治疗。

服用胃黏膜保护剂 具有保护胃黏膜作用的常用药物有硫糖铝、胃膜素、叶绿素等。硫糖铝能与胃黏膜的黏蛋白形成保护膜,起到保护胃黏膜的作用;胃膜素能在胃内形成膜状物覆盖在胃黏膜上,以减少胆汁反流对胃黏膜的刺激;叶绿素有促进胃黏膜糜烂部位愈合的作用。

增强免疫力治疗　维酶素具有提高人体免疫力,抑制癌细胞生长的作用。因此,慢性萎缩性胃炎患者可选用维酶素治疗。

控制胆汁反流治疗　胆汁反流是萎缩性胃炎形成的一个重要原因。为了控制胆汁反流,患者可服用多潘立酮(吗丁啉)、枸橼酸莫沙必利分散片(新络纳)及胃复安等药物。

饮食疗法　慢性萎缩性胃炎患者应避免饮用浓茶、烈酒、咖啡等刺激性食物,在进食时应注意细嚼慢咽,忌暴饮暴食。胃酸过低和有胆汁反流的萎缩性胃炎患者,宜多吃瘦肉、禽肉、鱼、奶类等蛋白含量较高而脂肪含量较低的食物。

消除某些致病诱因　为了防止病情加重,萎缩性胃炎患者应戒烟、戒酒,并避免长期服用对胃黏膜有刺激的药物(水杨酸钠、消炎痛、保泰松和阿司匹林等)。另外,慢性萎缩性胃炎患者还应保持乐观的情绪,以增强机体的抗病能力。

定期复查　为了监视病变的动态变化,慢性萎缩性胃炎患者应定期进行胃镜复查。一般性萎缩性胃炎患者(病理上无肠上皮化生和不典型增生者)应每 3 年检查 1 次;不完全性结肠型肠上皮化生伴轻度不典型增生者(癌变率为 2.5%)应每年检查 1 次;伴中

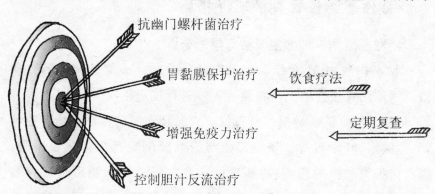

度不典型增生者(癌变率为 4％～8％)应每 3 个月检查 1 次;伴重度不典型增生者(癌变率 10％以上)应视为癌前病变,可手术治疗。

✚ 治疗慢性萎缩性胃炎的中医药组方

中医药方一

辨证　脾胃虚寒,气滞血瘀。

治法　补气温中,活血散瘀,消肿生肌。

方名　益中活血汤。

组成　黄芪 30 克,肉桂 8 克,吴萸 10 克,丹参 15 克,乳香、没药各 8 克,生蒲黄 13 克,三棱 10 克,莪术 10 克,川芎 12 克,乌药 10 克。

用法　水煎服,每日 1 剂,日服 2 次。

中医药方二

辨证　肝郁胃寒。

治法　疏肝理气,和胃散寒。

方名　疏肝和胃汤。

组成　柴胡 10 克,瓜蒌仁 15 克,川连 10 克,枳壳 10 克,木香15 克,青皮 10 克,陈皮 10 克,草豆蔻 10 克,半夏 15 克,槟榔片 10克,莱菔子 10 克,黄芩 10 克。

用法　水煎服,每日 1 剂,日服 2 次。

中医药方三

辨证　肝郁胃虚。

治法　疏肝健胃,益气活血。

方名　疏肝健胃汤。

组成　柴胡 10 克,党参 10 克,百合 15 克,山药 10 克,当归 10 克,郁金 10 克,乌药 10 克,乌梅 10 克,赤芍 10 克,甘松 5 克,甘草 6 克。

用法 水煎服,每日1剂,日服2次。

中医药方四

辨证 气滞阴虚。

治法 理气,养阴。

方名 养胃理气汤。

组成 炒白芍15克,乌梅肉15克,北五味15克,佛手10克,丁香10克,苏子10克,苏梗10克。

用法 水煎服,每日1剂,日服2次。3个月为1疗程,疗程间休息3~7天。

中医药方五

辨证 胃中有热,肠中有寒,寒热错杂。

治法 辛开苦降。

组成 黄芩10克,马尾连6克,姜半夏10克,党参10克,炮姜炭5克,木香6克,炒白术10克,香附10克,延胡索5克,炒川楝子10克,焦三仙10克。

用法 水煎服,每日1剂,日服3次。

中药药方六

辨证 肝有郁热,胃蕴痰湿。

治法 泄肝和胃化湿。

方名 泄肝和胃化湿汤。

组成 炒苍术9克,川朴5克,陈皮5克,木香5克,姜半夏9克,茯苓9克,桂枝3克,炒白芍9克,香橼皮9克,建神曲12克。

用法 水煎服,每日1剂,日服2次。

✚ 慢性胃炎简易自疗法

包括萎缩性胃炎在内的慢性胃炎发作的时候,用按摩、艾灸、拔罐等方法治疗也能达到治疗效果。

1. **家庭按摩治疗胃炎**

按穴法 患者取仰卧位。施治者用拇指或中指掌面用力,紧贴皮肤,按压中脘、气海、天枢穴以及足三里穴。每天按压约半分钟,要逐渐用力,以患者略感酸胀为宜。

摩额法 患者取仰卧位。施治者用两手拇指掌面置于额正中,自内向外反复轻快摩动约 2 分钟。然后两手掌根相对合力,分别置于眉梢与外眼角之间向后一寸凹陷处太阳穴和额部,反复运摩约 2 分钟。

提拿法 患者取仰卧位。施治者两手拇指和其余四指置于患者腹部,对应钳形用力,一拿一放,要求连贯柔和,劲力适度,一般以拿提时患者感觉酸胀、微痛,放松后感觉舒服的强度为宜,反复提拿 5～7 次。

捏脊法 患者取俯卧位,裸露脊背,放松肌肉。其家属两手自然屈曲成虚拳状,拇指伸张在拳眼上,食指和中指横抵在患者尾骨上,双手交替沿督脉循行线向患者颈部方向推进,随推随捏,推至第 7 颈椎为止,如此反复 3 遍。

足部按摩 在双脚大脚趾下方第一骨头下方的凹陷处。请注意左脚按摩方向是由外往内,右脚按摩方向是由内往外。

2. **艾灸疗法**

（1）**慢性胃炎**

取穴:中脘、胃俞、脾俞、足三里、梁门。

用法:采用艾条温和灸法施灸,每天治疗 1 次,每次约 5～10 分钟、以皮肤潮红为度。

温和灸:施灸时将艾条的一端点燃对准应灸的腧穴或患处,约距皮肤 2～3 厘米左右,徐徐熏烤,使患者局部有温热而无灼痛感为宜,一般每处灸5~7分钟,至皮肤出现红晕为度。通过医者手指的感觉来测知患者局部的受热程度,而随时调节施灸的距离,以免烫伤。

注意事项:艾条灸疗法虽属灸法一类,但其施灸时远离皮肤。施灸时要注意避免燃烧后的残灰掉落在皮肤上而导致烫伤。

(2)慢性胃炎合并肠炎

取穴:神阙、天枢、关元穴。

用法:将一块0.3厘米厚姜片置于神厥穴,取艾炷隔姜灸5~7壮;再取大艾炷灸天枢、关元穴各5~7壮,或用小艾炷灸20~30壮。

3. **拔罐疗法**

(1)**胃气壅滞**

病状:胃脘胀痛,食后加重,嗳气,有酸腐气味,或有明显伤食病史,或有感受外邪病史,或有怕冷、怕热、肢体困重等感觉。

选穴:上脘、中脘、下脘、天枢、内关、足三里。

拔罐方法:单纯拔罐法,各穴留罐10~15分钟。

(2)**肝胃气滞**

病状:胃脘胀痛,连及两胁,疼痛攻撑走窜,可因情志变化而加重,伴有善太息,不思饮食,精神抑郁,夜寐不安。

选穴:肝俞、期门、中脘、足三里。

拔罐方法:单纯拔罐法,各穴留罐10分钟,隔日1次。

慢性萎缩性胃炎的保健忠言

祛除病因 首先要彻底治疗急性胃炎,以及口、鼻、咽喉部的慢性感染,如齿槽溢脓、扁桃体炎、鼻窦炎等,否则细菌或病毒经常被吞入或直接刺激胃,可反复发病。

饮食得当 ①暴饮暴食、饮食过冷或过烫,喝咖啡、浓茶以及偏食等,可破坏胃酸分泌的节律性,引发慢性萎缩性胃炎;②食物不新鲜、质硬、不易消化及不规律进食,都可对胃黏膜产生物理性和化学性损害;③高脂、高糖、高盐食物,以及油炸、腌熏、辛辣等刺激性食品,均可增加胃的负担;④少吃碱性强的食物,因为慢性萎缩性胃炎患者胃酸分泌多低下甚至无酸,如长期食用高碱性食品,会使胃酸更缺乏,不利于炎症的改善(胃液中含盐酸,有很强的杀菌作用)。

戒酒忌烟 长期的尼古丁刺激会产生有害作用。长期酗酒可致胃黏膜损伤,乙醇(酒精)浓度越高,损伤越严重。

稳定情绪 精神压力重、情绪低落或焦虑、怨恨、紧张、恐惧等情况如果持续存在,常可影响胃的蠕动和胃酸分泌,而诱发胃炎或使病情加重。所以,保持良好的情绪,是维持胃正常蠕动,改善慢性萎缩性胃炎的前提。

防止传染 提倡分食制(尤其是有胃炎患者的家庭),把好"进口"关。做到不喝生水,不吃生菜,饭前便后勤洗手,保持口腔清洁,食后漱口或刷牙,使口腔细菌及时得到清除。

重视锻炼 通过锻炼身体,能提高体质,适应气候冷暖变化。

劳逸结合 工作(包括体力和脑力劳动)不要过于繁忙、紧张,要按时吃饭、休息。

慢性萎缩性胃炎患者的饮食要求

(1)多吃些高蛋白食物及高维生素食物,如瘦肉、鸡、鱼、肝肾等内脏以及绿叶蔬菜、番茄、茄子、红枣等。保证机体内各种营养素的充足,防止贫血和营养不良,每餐最好吃 2～3 个新鲜山楂,以刺激胃液的分泌。

(2)注意食物酸碱平衡。当胃酸分泌减少时,可食用浓缩的肉

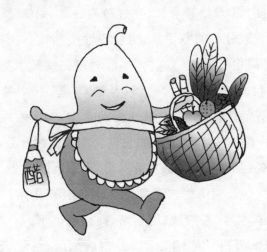

汤、鸡汤、带酸味的水果或果汁,以刺激胃液的分泌,帮助消化。平时饮食中适当加些醋,可刺激胃酸分泌,有利于食物的消化吸收。要避免食用引起胃胀气和含纤维较多的食物,如豆类和豆制品、蔗糖、芹菜、韭菜等。

(3)宜饮酸奶,因为酸奶中的磷脂类物质能对胃黏膜起到保护作用,增加胃内的酸度,抑制有害菌分解蛋白质产生毒素,同时使胃免遭毒素的侵蚀,有利于胃炎的治疗和恢复。

(4)以少吃多餐、增加营养、减轻胃部负担为原则,同时要忌烟酒。萎缩性胃炎患者要忌食花生,特别是新花生,否则会引起严重的消化不良,使症状加重。

(5)不宜大量喝啤酒。饮用一定量的啤酒,患者会比较普遍地感到上腹胀满,烧灼感加重,嗳气频繁,食欲减退。

(6)忌食生冷食品。过食生冷食品可致胃受凉、气血凝滞、呕吐清水或酸水,胃痛加重。切记忌饮用汽水、可乐等碳酸饮料和进食辛辣刺激性食物。

(7)忌大鱼大肉以及油煎炸品,饮食宜清淡可口。因为大鱼大肉脂肪过量,不易消化吸收,易诱发胃痛。若伴有消化不良,每日摄入脂肪量应在 60 克以下。

 萎缩性胃炎伴贫血患者的饮食调配原则

慢性萎缩性胃炎合并有贫血的患者饮食调配原则如下:

首先,应补充含铁和铜丰富的食物,饮食中要有足够的优质蛋白质,如动物血、蛋黄、动物肝、肾、心、瘦肉、鱼、豆腐等。

其次,应多食绿色蔬菜和水果(如红果、红枣等);海带、木耳、芝麻等含铁量也很高,但吸收率不如动物性食品。

最后还要注意膳食中维生素要丰富。特别是硫胺素(维生素 B_1)、叶酸、氰钴胺(维生素 B_{12})和抗坏血酸(维生素 C)。含硫胺素丰富的食物是新鲜的绿叶蔬菜、肝、肾等;氰钴胺主要来源是动物性食物,肝中含量最多,肾、肉类、鱼类等次之;抗坏血酸主要在新鲜水果和蔬菜中。在补充铁的同时补充维生素 C 有利于铁的吸收和利用。

 慢性萎缩性胃炎患者的食疗方

方一、山楂糖

原料 山楂 500 克,白糖 500 克,熟植物油少许。

制法 将山楂洗净,拍破,放入锅内。加清水适量,用武火烧沸后,转用文火煎熬 20 分钟,取汁。再加清水继续煎熬,这样三次取出楂汁。将三次取得的山楂汁一起放入锅内煎熬,至山楂液稠厚时,加白糖搅匀。继续用文火熬煮至山楂糖液呈透明状时,停火,即成山楂糖。最后将山楂糖倒入涂过植物油的搪瓷盘内,推平,用刀划成小块,备用。

用法 每日 3 次,每次 3 块。

功效 健胃消食,活血化瘀。有开胃消食的作用。

方二、菜汁炖蜂蜜

原料 鲜芹菜 120 克,鲜车前草 30 克,鲜白萝卜 100 克,蜂蜜适量。

制法 将原料去泥沙、洗净,然后捣烂榨汁。将汁放置炖盅内,炖沸,放置稍凉后加入蜂蜜即成。

用法 每日服食 1 次。

功效 健脾益胃。有消食化积的作用。

方三、佛手汤

原料 佛手片 12 克,瘦猪肉(或去皮鸡肉)50 克,盐适量。

制法 将原料切碎,加清水适量煮汤,熟后加盐即成。注意不宜久煎。

用法 佐餐食用。

功效 治肝胃不和、脾胃气滞之脘胃胀痛、嗳气、恶心。

方四、金橘猪肚汤

原料 金橘根 30 克,鲜猪肚 1 个,盐适量。

制法 金橘根洗净切碎,鲜猪肚洗净切碎,二者同时放砂锅内,加清水 1000 毫升煲汤,煲至 350 毫升左右,加盐调味。

用法 饮汤食猪肚,每日 1 次。

功效 具有理气燥湿、健脾和胃的功效。

方五、参米粥

原料 党参 25 克,大米 50 克。

制法 党参洗净、切碎;大米洗净,在铁锅内炒至黄色。然后将二者与清水 1000 毫升一起放入砂锅内,煮至 350 毫升左右。

用法 分次食用。

功效 不燥不腻,补脾胃之气。

方六、生姜羊肉粥

原料　新鲜瘦羊肉 250 克,大米 100 克,生姜 15 克,盐适量。

制法　羊肉切成薄小块;大米洗净;生姜去皮,切成姜丝。先将羊肉加清水放入砂锅内煮烂,再放入大米,以中火煮成粥,待好时放入姜丝再煮片刻,加盐即可。

用法　分次食用。

功效　有健胃补虚的作用。

方七、豆花鱼

原料　赤小豆 500 克,玫瑰花 15 克,鲜活鲤鱼 1 条,盐适量。

制法　将鲤鱼剖杀去内脏,将赤小豆、玫瑰花洗净放入砂锅,加清水炖烂后,去掉玫瑰花加盐调味即成。

用法　分次食用。

功效　生津利湿,健脾养胃。

方八、姜枣猪肚汤

原料　猪肚 150 克,生姜 15 克,大枣 20 克,盐适量。

制法　将原料放入陶瓷盆内,加水适量,隔水炖熟,加盐调味即成。

用法　分 2 次食用。

功效　健脾益气。治疗胃阳虚所致的嗳气、吐清水等。

方九、参须石斛滋胃汤

原料　人参须 10～15 克,石斛 12～15 克,玉竹 12 克,淮山药 12 克,乌梅 3 枚,大枣 6 枚。

制法　将原料共水煎即成。

用法　分 2 次服用。

功效　健脾益气,益胃生津。治胃虚所致的纳少,胃脘不舒,食欲不振等。

方十、洋参灵芝香菇散

原料 西洋参、灵芝、香菇各 30 克。

制法 焙干共研细末。

用法 每服 2～3 克,1 日 2 次,温开水送服。

功效 有益气滋阴,补益脾胃的功效,并可用于食欲不振之病者。

方十一、胡萝卜淮山内金汤

原料 胡萝卜 250 克,淮山药 20～30 克,鸡内金 10～15 克。

制法 将胡萝卜和淮山药洗净、切块,与鸡内金同煮半小时即成。

用法 饮汤。

功效 可健脾胃、助消化,用于脾胃气虚所致的纳差、消化不良等。具有防恶变之功效。

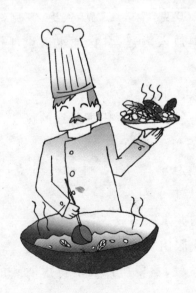

方十二、党参粟米茶

原料 党参 20～30 克,粟米 100 克。

制法 党参粉碎,粟米炒熟,加水 1000 毫升,煎剩一半时即可。

用法 当茶饮。

功效 适用于脾胃虚弱、食欲不振的胃痛。可作慢性胃炎、萎缩性胃炎、胃及十二指肠溃疡及胃气虚者的辅助治疗。

方十三、黄精鸡

原料 黄精 100 克,鸡 1 只,盐适量。

制法 将鸡去毛及内脏,切块,置碗中,放入黄精、盐,加适量水,蒸熟。

用法 分数次食用。

功效 能补益脾胃,用于脾胃虚者调补。

方十四、糯米百合莲子粥

原料 糯米 100 克,百合 25～50 克,莲子(去心)20～25 克,红糖适量。

制法 共煮粥即成。

用法 每日 1 次食用,连服 7～15 天。

功效 健脾益胃,用于治疗脾胃虚弱之胃脘痛。

方十五、威灵仙蛋汤

原料 威灵仙 30 克,鸡蛋 2 个,红糖 5 克。

制法 将威灵仙加水 200 毫升,煎半小时去渣取汁,打生鸡蛋 2 个,兑入药汁,加红糖 5 克,共煮成蛋汤。

用法 每日服 1 剂,连服 2 日为一疗程。

功效 消食去胀,治虚寒胃痛。

方十六、益中补血粥

原料 黄芪 30 克,肉桂 8 克,丹参 15 克,乳香、没药各 8 克,大枣 4 枚,薏苡仁 100 克。

制法 先将上药(除薏苡仁外)煎汁,再与薏苡仁共煮粥。

用法 每日 1 剂,分 2 次服。30 天为一疗程。

功效 补气固表,暖脾胃,除积冷,通血脉。

方十七、砂仁煲猪肚

原料 砂仁 10 克,猪肚 1 只,姜 10 克,葱 15 克,料酒 15 克,盐 3 克。

制法 先将砂仁打成细粉;猪肚洗净,切成 4 厘米见方的块;姜拍破,葱切段。再将猪肚、姜、葱、料酒和砂仁放入锅内,加水适量,置武火上烧沸,再倒入瓷煲内,用文火煲 50 分钟,加入盐搅匀即可。

用法 每日 1 次,每次吃猪肚 50 克,喝汤。

功效 暖胃,止痛,止呕。

方十八、吴茱萸粥

原料 吴茱萸末 5 克,大米 150 克,葱 10 克,盐 3 克。

制法 将大米淘洗干净,葱切花,同放入锅内,加水适量。将锅置武火上烧沸,下入吴茱萸末,再用文火炖煮 40 分钟,加入盐拌匀即成。

用法 当正餐食用,每日 1 次,每次 100 克。

功效 暖脾胃,止疼痛。

✚ 护胃烹饪小技巧

很多人做菜时喜欢勾芡,可别小看这么个工序,勾过芡的菜不仅营养物质得到了很好的保存,芡汁还能起到保护胃黏膜的作用。

勾芡所用的芡汁大部分用淀粉和水搅拌而成,淀粉在高温下糊化,具有一定的黏性,有很强的吸水和吸收异味的能力。一般的菜肴,其汤比菜味浓,而且汤中还有许多无机盐、维生素等营养物质。勾芡会使汤汁裹在原料上,减少食物中营养素的损失。

特别值得一提的是,勾过芡的菜适合有胃病的人吃。因为淀粉是由多个葡萄糖分子缩合而成的多糖聚合物,它可与胃酸作用,形成胶状液,附在胃壁上,形成一层保护膜,防止或减少胃酸对胃壁的直接刺激,保护胃黏膜。

一般来说,勾芡一是要掌握好时间,应在菜肴九成熟时进行。过早会使芡汁发焦;过迟则易使菜受热时间长,失去脆嫩的口味。二是勾芡的菜肴用油不能太多,否则芡汁不易黏在原料上。三是菜肴汤汁要适当,汤汁过多或过少,会造成芡汁过稀或过稠,影响菜的质量。

有些菜是不需勾芡的,如口味清爽的菜(如炒豆芽),含胶原蛋白较多的菜(如红烧蹄筋),含淀粉较多的菜(如炒土豆丝)等。

四、抵御溃疡 胜在预防

对于长期处于高强度工作状态和高压力状态下的亚健康人群，要注意防范胃溃疡的发生。树立"即病防变"和"已病早治"的理念。防范"未病"就是"未病先防"。

解析胃溃疡

胃溃疡简单来说就是胃黏膜上烂了一个或多个坑。这个坑既容易出血，又容易穿孔，所以，不得不防。

胃溃疡是一种多因素引起的疾病，这些因素如下。

遗传因素 胃溃疡有时有家族史，尤其儿童溃疡病有家族史者可占 25％～60％。另外 A 型血的人比其他血型的人易患此病。

化学因素 长期饮用酒精或长期服用阿司匹林、皮质类固醇等药物易致此病发生。此外，溃疡与长期吸烟亦有一定关系。

生活因素 胃溃疡患者在生活不规律人群中更为多见，特别是饮食不规律者易发病。工作过于劳累也可诱发本病发生。

精神因素 精神紧张，压力大或忧虑，多愁善感，脑力劳动过度也是本病诱发因素。可能因迷走神经兴奋，胃酸分泌过多而引起。另外，生气会引起交感神经兴奋，并直接作用于心脏和血管，使胃肠中的血流量减少，胃肠蠕动减慢，食欲变差，严重时也会引起胃溃疡。

感染因素 幽门螺杆菌与胃溃疡发生有密切关系。

　　另外，胃溃疡还可在其他原发病如烧伤、重度脑外伤、胃泌素瘤、甲旁亢、肺气肿、肝硬化、肾衰的基础上发病，即"继发性溃疡"。这可能与胃泌素、高钙血症及迷走神经过度兴奋有关。

　　上腹痛和出血是胃溃疡的两大表现。

　　●疼痛部位往往在上腹中线的左侧或左上腹部，疼痛也可出现在前胸的左下部位或后背。

　　●胃溃疡出血是解黑大便。如果出血量大，可发生吐血。

　　还有不少胃溃疡患者有明显的体重减轻，这是因为患者过于慎重地选择食品或减少饮食量由于热量摄入减少的结果。

　　　法国一项新研究发现，患有人格障碍的人罹患胃溃疡的风险较正常人高出 5 倍。

✚ 检查胃溃疡的六种方法

　　胃镜检查　　在胃镜直视下，胃溃疡通常呈圆形、椭圆形或线形，为灰白色或灰黄色苔膜所覆盖。周围黏膜充血、水肿，略隆起。胃镜检查时，还能采取活组织进行病理检查，便于分清良性或恶性，大大提高了胃溃疡早期癌变的检出率。

　　X线钡餐检查　　适合于全身状况较差，不能耐受胃镜检查的患者。胃溃疡的主要 X 线下征象是壁龛或龛影，指钡悬液填充溃疡的凹陷部分所造成。在正面观，龛影呈圆形或椭圆形，边缘整齐。因溃疡周围的炎性水肿而形成环形透亮区。X 线钡餐检查可以根据胃的大体形态了解胃的蠕动及是否呈皮革胃（弥漫浸润性胃癌），同时根据龛影和黏膜的改变可以鉴别良性或恶性。良性溃疡龛影多位于胃壁以外，周围黏膜放射状集中。钡餐也可了解幽门有无变形、狭窄和梗阻。但钡餐有一定的假阴性。

幽门螺杆菌感染的检测　幽门螺杆菌是导致胃溃疡的主要因素。此项检查很重要。

怀疑胃溃疡合并出血的相关实验室检查　首选大便潜血试验。有呕血或黑便，或怀疑有出血倾向的胃溃疡患者，可先选择大便潜血试验。若大便隐血试验呈阳性，则可提示胃溃疡有活动性出血可能。此外，还包括血红蛋白、红细胞比容、网织红细胞计数、出血和凝血时间检查。

胃液分析　抽取胃液进行有关指标（如胃酸）的测定和检查，从而判断胃液是否正常。胃液分析不但能反映一个人胃酸分泌是否正常，而且对胃溃疡，甚至对胃癌的诊断都有一定的意义。此项检查适用于需要查明胃酸分泌情况的患者。

电子计算机 X 射线断层扫描（CT）检查　CT 不作为胃溃疡的首选和常规检查，但在溃疡性疾病的诊断和鉴别诊断上仍有一定的意义。

✚ 胃溃疡的治疗目的及注意事宜

治疗胃溃疡的目的在于：缓解不适症状；促进溃疡愈合；防止溃疡复发；减少并发症。

胃溃疡病确诊后一般采取综合性治疗措施，包括内科基本治疗、药物治疗、并发症的治疗和外科治疗。

胃溃疡治疗期间的注意事宜如下。

（1）**生活**　胃溃疡属于典型的心身疾病范畴，因此，乐观的情绪、规律的生活，以及避免过度紧张与劳累，无论在本病的发作期或缓解期均很重要。当溃疡活动期症状较重时，需要卧床休息几天乃至 1～2 周。

（2）**饮食** ①应细嚼慢咽,避免急食,咀嚼可增加唾液分泌,后者能稀释和中和胃酸,并可能增强黏膜的屏障作用;②有规律的定时进食,以维持正常消化活动的节律;③溃疡活动期,以少吃多餐为宜,每天进餐 4～5 次即可,但症状一经得到控制,应鼓励较快恢复到平时的一日三餐;④饮食宜注意营养,但无需规定特殊食谱;⑤餐间避免零食,睡前不宜进食;⑥在溃疡的活动期应戒烟酒,并避免咖啡、浓茶、浓肉汤、辣椒和酸醋等刺激性调味品或辛辣的饮料;⑦饮食不过饱,以防止胃窦部的过度扩张而引起胃泌素分泌增加。

（3）**镇静** 对少数伴有焦虑、紧张、失眠等症状的患者,可短期使用一些镇静药或安眠药。

（4）**避免使用可能导致或加重溃疡的药物** 应劝阻患者停用能诱发或引起溃疡病加重和并发出血的有关药物,包括:①水杨酸盐及非甾体类抗炎药如阿司匹林、吲哚美辛、布洛芬、双氯芬酸钠等;②肾上腺皮质激素;③利血平等。如果因风湿病或类风湿病等疾病必须用上述药物控制病情,应当尽量采用肠溶剂型或小剂量间断应用。同时进行充分的抗酸治疗和加强黏膜保护。

胃溃疡治疗药物选用原则

1. 药物选用原则

目前用于治疗胃溃疡的药物种类众多,且新的药物不断问世,应如何抉择呢? 以下意见可供参考。

原则一、药物的选用 质子泵抑制剂可作为胃溃疡的首选药物。组胺 H_2 受体拮抗剂也可用作第一线药物治疗,但疗效不及质子泵抑制剂。前列腺素 E 类药品主要预防水杨酸盐及非甾体类抗炎药相关性溃疡的发生。对于幽门螺杆菌感染阳性的病例,应采用三联疗法或四联疗法,根除幽门螺杆菌感染。

原则二、难治性和顽固性溃疡的治疗　经正规内科治疗无明显效果,包括溃疡持久不愈合,或在维持治疗期症状仍复发,或发生并发症者,称难治性溃疡;胃溃疡经 12 周治疗而未愈合者,称为顽固性溃疡。这时,可尝试增加质子泵抑制剂或组胺 H_2 受体拮抗剂的剂量。铋剂和抗生素联合治疗清除幽门螺杆菌感染,对某些顽固性溃疡也有一定效果。如果药物治疗失败宜考虑手术。

原则三、水杨酸盐及非甾体类抗炎药相关性溃疡的治疗水杨酸盐及非甾体类抗炎药相关性溃疡发生后应尽可能停用该类药,或减量,或换用其他制剂。应用质子泵抑制剂可使溃疡愈合。

原则四、重视溃疡复发的防治与维持治疗　胃溃疡病容易复发。吸烟、胃酸高分泌、长期的病史和以前有过并发症、使用致溃疡药物、幽门螺杆菌感染等是导致溃疡复发的重要危险因素。治疗时对每一个胃溃疡患者要仔细分析病史和做有关检查,尽可能地消除或减少上述危险因素。

②. 药物维持治疗方案

由于胃溃疡治愈停药后复发率甚高,并发症发生率较高,而且自然病程长达 8～10 年,因此药物维持治疗是重要的措施。有下列三种方案可供选择。

方案一、正规维持治疗　适用于反复复发、症状持久不缓解、合并存在多种危险因素或伴有并发症者。维持方法:服用质子泵抑制剂或组胺 H_2 受体拮抗剂,每晚睡前服用 1 次,也可口服硫糖铝 1 克,每日 2 次。正规长程维持疗法的时间由医生根据病情和患者身体情况酌情考虑。

方案二、间隙全剂量治疗　在患者出现严重症状复发或胃镜证明溃疡复发时,可给予一疗程全剂量治疗,约有 70% 以上患者可取得满意效果。这种方法简便易行,易为多数患者所接受。

方案三、按需治疗　本法系在症状复发时给予短程治疗,症状消失后即停药。对有症状者,应用短程药物治疗,目的在于控制症状,而让溃疡自行愈合。事实上,有相当多的胃溃疡患者在症状消失后即自动停药。按需治疗时,虽然溃疡愈合较慢,但总的疗效与全程治疗并无不同。

下列这些情况不适合按需治疗:年龄 60 岁以上;有溃疡出血或穿孔史;每年复发 2 次以上以及合并其他严重疾病者。

　　外科手术治疗胃溃疡的适应证为:

　　①急性胃溃疡穿孔;④大量或反复出血,内科治疗无效者;②穿透性胃溃疡;⑤胃溃疡癌变或癌变不能除外者;③器质性幽门梗阻;⑥顽固性或难治性胃溃疡,如幽门管溃疡等。

 列举胃溃疡的治疗药物

治疗胃溃疡的药物主要包括:降低胃酸的药物、根除幽门螺杆菌感染的药物和增强胃黏膜保护作用的药物。

⑴. 降低胃酸的药物

降低胃酸的药物包括制酸药和抗酸分泌药两类。

● 制酸药与胃内盐酸作用形成盐和水,使胃酸浓度降低。这类药种类繁多,有碳酸氢钠、碳酸钙、氧化镁、氢氧化铝、三硅酸镁等。

● 抗酸分泌药物主要有组胺 H_2 受体拮抗剂和质子泵抑制剂两类。

组胺 H_2 受体拮抗剂　包括雷尼替丁、法莫替丁等,对治疗胃溃疡有效。

质子泵抑制剂　可明显减少胃酸分泌。此类药物包括奥美拉唑、兰索拉唑、泮托拉唑、雷贝拉唑、埃索美拉唑等。

②. **治疗幽门螺杆菌感染的药物**

根除幽门螺杆菌可使胃溃疡的复发率大大降低。体外药物敏感试验表明，在中性酸碱度条件下，幽门螺杆菌对青霉素最为敏感，对氨基糖甙类、四环素类、头孢菌素类、氧氟沙星、环丙沙星、红霉素、利福平等高度敏感；对大环内酯类（部分）、呋喃类、氯霉素等中度敏感；对万古霉素有高度抗药性。但幽门螺杆菌对铋盐中度敏感。

③. **加强胃黏膜保护作用的药物**

已知胃黏膜保护作用的减弱是溃疡形成的重要因素，加强胃黏膜保护作用，促进黏膜的修复是治疗胃溃疡的重要环节之一。此类药物包括：胶态次枸橼酸铋（商品名 De-Nol、德诺、迪乐）、前列腺素 E、硫糖铝、表皮生长因子等。

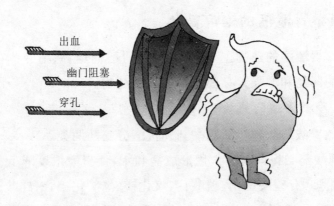

④. **促进胃动力药物**

在胃溃疡病例中，如见有明显的恶心、呕吐和腹胀，胃镜检查见有胃潴留、排空迟缓、胆汁返流或胃食管返流等表现,应酌情考虑给予促进胃动力药物,如甲氧氯普胺、多潘立酮(吗丁啉)、枸橼酸莫沙必利分散片(新络纳)等。但要注意的是伴有活动性出血者则不能用胃动力药物。

✚ 中成药治疗胃溃疡

1. 脾胃虚寒型

良附丸　每次 3.6 克,一日 2 次,温开水送服。7 岁以上儿童服 1/2 成人量,3～7 岁儿童服 1/3 成人量。

胃气痛片　每次 5 片,一日 2 次,早晚或痛时温开水送服。

黄芪建中丸　每次 1 丸,一日 2 次,温开水送服。

小建中合剂　每次 20～30 毫升,一日 3 次,口服。

丁蔻理中丸　每次 6～9 克,一日 2～3 次,温开水送服。

白蔻调中丸　每次 1 丸,一日 2 次,温开水送服。

胃复宁胶囊　每次 4～6 粒,一日 3 次,温开水送服。

虚寒胃痛冲剂　每次 1～2 袋,一日 2 次,开水冲服。小儿用量酌减。

2. 肝胃不和型

十香止痛丸　成人每次服 1 丸,一日 2 次,温开水送服。7 岁以上儿童服 1/2 成人量,3～7 岁儿童服 1/3 成人量。

柴胡疏肝丸　每次 1 丸,一日 2 次,温开水送服。

胃得安胶囊　每次 4 粒,一日 3 次,温开水送服。

3. 肝胃郁热型

左金丸　成人每次 3～6 克,一日 2～3 次,温开水送服。儿童及老人可酌情减量服用。

加味左金丸　每次 6 克,一日 2～3 次,温开水送服。7 岁以上儿童服 1/2 成人量,3～7 岁儿童服 1/3 成人量。

龙胆泻肝丸(片) 水丸剂:成人每次 3～6 克,一日 3 次,温开水送服。7 岁以上儿童服 1/2 成人量。片剂:每次 4～6 片,一日 3 次,温开水送服。

健胃愈疡片 每次 4～6 片,一日 3～4 次,温开水送服。

如何阻断胃溃疡的癌变路

胃溃疡发生癌变的原因是由于溃疡边缘的胃黏膜在溃疡活动时发生糜烂,不断受到损伤和破坏,而黏膜就要不断对溃疡损伤进行修复,再生的幼稚细胞容易受诱变因素或致癌因素的作用而发生分化障碍,形成不典型增生,经反复破坏和再生的刺激可发生恶变。

胃溃疡恶变与不良的生活方式密切相关。

大量抽烟、饮酒是胃溃疡恶变的主要危险因素。大量的酒精刺激容易引起溃疡边缘的胃黏膜重度增生。而香烟中的多种有害物质则起着"催化剂"的作用,吸烟者患胃癌风险比不吸烟者高出 1.58 倍。

腌制品、烤肉串、麻辣烫等食物含硝酸盐较多,硝酸盐在胃里可以转化为亚硝酸胺,后者易诱发组织恶变。油炸、烧烤、煎制、腊制食品还含强致癌物质苯并芘,常吃此类食物,胃癌的发生危险会增加 2 倍。

喜食烫食者患胃癌的危险是常人的 4.22 倍;经常三餐不定时和暴饮暴食者患胃癌风险会增加 1.3 倍。

高盐膳食会使胃内食盐浓度升高,直接损伤胃黏膜,增加黏膜对致癌物的易感性,并使胃排空减慢,延长致癌物与胃黏膜的接触时间,从而增加罹患胃癌的危险。

若上述因素协同作用,则罹患胃癌的风险更高。

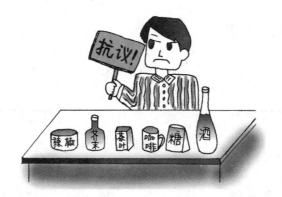

预防胃溃疡癌变，首先要注意饮食有节，如进餐定时，不暴饮暴食，不过食生冷、硬的食物，还要少吃火锅、烧烤；其次，戒除烟酒等，保持精神愉快，遇事不怒，节哀少忧，生活规律。

胃溃疡癌变早期没有特征性症状，常表现为上腹隐痛、腹胀、食欲不振、恶心、呕吐等。一旦胃溃疡疼痛的规律性消失，变为不定时发作，或成为持续性隐痛，或疼痛性质与以往相比发生了明显的改变，常规服用抗溃疡药物治疗一段时间后，效果变得不明显，甚至无效，并出现进行性消瘦、贫血、大便潜血持续阳性，就应该及时到正规医院进行胃镜检查。

早期发现胃溃疡恶变的最有效方法是做胃镜检查，45 岁以下的胃溃疡患者在发病头 3 年应半年至一年检查一次，治愈后可每 3 年复查一次。45 岁以上的患者应每年复查一次。

小贴士

据报道，在有 10～20 年胃溃疡病史的患者中大约有 2.5％～5％的癌变率，最高达 29％的胃癌来自胃溃疡。对中老年胃溃疡患者来说，定期复查才能早期发现癌变，取得早期治疗的主动权。

胃溃疡患者的家庭护养

胃溃疡是常见病,除了正规治疗外,家庭护养同样重要。

休息　胃痛时,要卧床休息,可减少胆汁反流,减少消化液对溃疡面的刺激,有利于溃疡愈合。但也不要过分休息,待症状控制后即可下床活动。适当活动可改善内脏血液循环,调节胃蠕动,缓解症状。

饮食　胃溃疡病的饮食应尽量减少食物中的一切机械性和化学性的刺激因素,尽可能通过饮食中和、抑制胃酸的分泌,以减轻疼痛。同时,应注意饮食中的营养,以改善全身的营养状况,促进溃疡的好转与愈合。一般来讲,以每日四至五餐为宜。具体配制时应考虑患者的饮食习惯、口味、嗜好及地域特点。对各种酒类、浓茶、咖啡、辛辣刺激性食物,咸、腌熏食物,及过烫、过冷、过甜、生冷食品等均应避免食用。

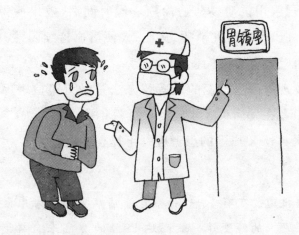

情绪　应避免不良刺激,减轻精神负担,因为情志刺激和精神紧张会加剧症状,不利于病情缓解及症状消除。

药物　应遵医嘱,合理选用药物,可控制病情,促进溃疡愈合。

禁止滥用药物,不要轻易相信所谓的偏方、秘方等。

　　复查 定期复诊、复查胃镜,是正确调整治疗方案、掌控病情的唯一途径。

胃溃疡患者的饮食要求

　　胃溃疡患者的饮食要求具体有如下几个方面。

　　★ 多加咀嚼,避免急食。咀嚼可以增加唾液分泌,而唾液又有中和胃酸的作用。

　　★ 有规律的定时进餐十分重要。应定时定量,少量多餐。正常的一日三餐是适合一般患者的,但在溃疡发作的急性期内,每日进餐4~5次,可使胃酸的浓度减小。当症状得到控制,宜尽快改为正常的一日三餐。

　　★ 饮食要注意营养,无需规定特殊食谱。小麦、玉米、杂粮等有营养作用,应鼓励患者食用。面片、玉米粥、豆浆、蛋类、肉类、菠菜、小白菜、油菜等食物容易消化,且中和胃酸的能力强,对胃黏膜没有机械性刺激,宜于食用。

　　★ 餐间避免零食,以防止胃不断受到刺激而增加胃酸的分泌和胃的蠕动加快。

　　★ 饮食不宜过饱,以免胃窦部扩张,使胃泌素分泌增加,胃酸分泌增加。

　　★ 有些食物对胃黏膜有物理的(如热茶)、化学的(如泡菜)损伤作用,故胃溃疡患者应避免食用。还要禁食油煎食品、油炸食品、辣椒、芥末、醋、浓茶、浓咖啡、肉汤、酒类及过热、过甜的食品。

胃溃疡患者的七则中医食疗方

　　根据中医对胃溃疡的辨证分型,可选择使用以下七则食疗方。

温中散寒的食疗方　可以选择良姜粥：良姜末 15 克，大米 150 克，水 2000 毫升。先用水煎良姜，取汁 1500 毫升，去渣后再下米煮粥食用。

消食导滞的食疗方　可以食用莱菔子粥：莱菔子炒后研末，每次取 15 克，加大米 50 克同煮粥食用。

疏肝理气的食疗方　可以食用橘皮粥：橘皮切碎，加大米 50 克，两者同煮粥食用。

泻热和胃的食疗方　可以选择西瓜水：取出西瓜瓤，挤汁后饮用。也可选择卷心菜汁：将新鲜的卷心菜洗净，捣烂，用清洁纱布包扎绞汁，餐前温饮 250 毫升，每日 2 次，10 日为 1 个疗程。

养阴益胃的食疗方　可以选择蜂蜜：取蜂蜜 50 毫升，加温开水 250 毫升调匀，空腹时饮用。亦可饮用牛奶蜂蜜：取牛奶 250 毫升，煮沸后调入蜂蜜 50 毫升，调匀后饮用。

活血化瘀的食疗方　可饮用小白菜汁：小白菜 250 克，洗净后剁碎，以少许食盐腌拌 10 分钟，用洁净纱布绞取汁液，加白糖适量，每日分 3 次空腹饮用。

温中健脾的食疗方　可食用糯米红枣粥：糯米和红枣适量，同煮成粥，可经常食用。糖蜜红茶饮：红茶 5 克，置保温杯中，以沸水冲泡，加盖温浸 10 分钟，再调入蜂蜜和红糖适量饮用。

胃溃疡患者在与家人共同吃饭时应采用分餐制，而不要共用餐具，提倡个人专碗专筷，这是有效预防幽门螺杆菌交叉感染的一个重要措施。

五、胃镜神通 疙瘩无踪

胃内肉疙瘩（息肉）不是胃癌，但有恶变的可能，是胃癌的癌前期状态。因此患有胃息肉的患者应提高警惕，定期随访，及时处理。经胃镜切除胃息肉是治疗的首选方法。

胃里冒出来了肉疙瘩

有的时候，胃里也会长出肉疙瘩来，即胃息肉。它还是一个善于"潜伏的敌人"。在早期可以毫无察觉，常常是在做胃镜检查时意外发现的。

当肉疙瘩长大到一定程度，人体会感觉上腹隐痛、腹胀、不适，少数人可出现恶心、呕吐、反酸，没胃口，消化不良，体重下降，腹泻。

胃息肉的发病原因很多，主要与家族遗传因素、炎症及其他慢性刺激、饮食成分（高脂肪、高动物蛋白、低纤维素）等因素有关。

胃息肉，可以单发，也可以多发。多长在胃窦，少数也可见于胃体上部、贲门和胃底。

胃息肉会不会发生癌变呢？

非肿瘤性息肉（包括增生性息肉、错构瘤性息肉、炎性息肉、异位性息肉等）的恶变机会不高，而肿瘤性息肉（包括扁平腺瘤即管状腺瘤和乳头状腺瘤即绒毛状腺瘤）有很高的恶变倾向。

息肉摘除后的患者，仍应每年做胃镜检查随访。对大多数有

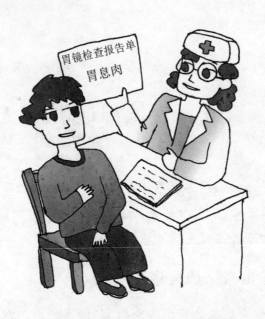

蒂的息肉,最简单和最佳的处理方法是胃镜下摘除;不能做胃镜摘除的腺瘤,应切开胃做腺瘤切除,并从邻近处多取黏膜活检以观察有无异型增生或明显的癌变存在。

胃息肉不是胃癌,但是胃息肉有恶变的可能,是胃癌的癌前期状态。因此,患有胃息肉的患者应提高警惕,定期随访,及时处理。

胃内肉疙瘩的识别妙法

胃肉疙瘩(胃息肉)常无不适表现,察觉它还有些困难。多数是通过 X 线胃钡餐透视和胃镜检查被无意间发现。可以说 X 线胃钡餐透视和胃镜检查是诊断胃肉疙瘩的主要检查方法。

X 线胃钡餐透视 透视显示肉疙瘩在胃腔内呈圆形或半圆形,边界整齐清晰,表面平整的充盈缺损,多数在 1 厘米左右,有蒂者可见其移动。

胃镜检查 胃镜检查对诊断最为直观。镜下可见胃壁黏膜上有圆形或半圆形隆起,少数呈分叶状。多数直径在 0.5～1.0 厘米之间,边界清晰,表面光滑平整,色泽呈正常黏膜象或呈鲜红色,质地柔软,有蒂或无蒂,单发或多发。部分肉疙瘩呈菜花状,其表面或有糜烂或有溃疡。菜花状息肉和直径大于 2 厘米者有恶变之可能,活组织病理检查有助于鉴别诊断。

实验室检查 肉疙瘩合并糜烂或溃疡者,多表现为粪便潜血实验阳性或黑便。出血量较多时,血常规检查显示血红蛋白下降,提示有贫血情况。

✚ 各显神通诛息肉

1. 胃镜治疗

治疗胃息肉的首选方法是经胃镜切除息肉。此类治疗方法简便、损伤小、费用低,多数为一次性治疗,少数需分次切除。同时通过胃镜检查还可以定期随访,如发现息肉复发,可及时治疗以防止癌变。

● 高频电凝切除法 这是胃镜治疗中重要的一种。此方法是利用高频电流对接触到圈套的组织产生高热而将其烧灼切断,可以完整快速地切除胃息肉并彻底止血。此方法不仅操作简便,患者无痛苦,费用低廉,并发症较少,而且能获得整个息肉的病理检查结果。

● 微波灼除法 此方法利用微波可使极性分子振动产生热效应的原理,而使组织凝固气化进行息肉灼除,且有止血作用,适用于直径小于 2 厘米的无蒂息肉,对较小息肉可一次性灼除,较大者则需多次治疗。

● 激光法 将激光器产生的高能量激光,经胃镜活检孔导入的光导纤维照射病变部位,使其组织蛋白凝固、变性、破坏而达到治疗目的。多用于宽蒂或无蒂息肉的治疗。

● 尼龙丝及橡皮圈结扎法　通过结扎息肉根部,使其缺血坏死,达到治疗目的。

● 氩离子凝固术　氩气可通过离子化传导由钨丝电极产生的高频电能,使组织发生凝固效应,近年来应用于胃镜治疗,收到较好的疗效。主要适用于广基无蒂,直径小于1.5厘米的息肉。

● 冷冻法　将致冷气体经特制导管通过胃镜活检孔直接喷洒在息肉表面,或用特制的冷冻杆对病灶进行接触冷冻,使组织坏死脱落。

● 射频法　射频为一种200～750千赫兹的电磁波,进入病变组织后,局部产热使息肉水分蒸发、干燥而坏死达到治疗目的。

● 酒精注射法　胃镜下用无水酒精围绕息肉基底部一圈作点式注射,切断息肉的血液供应,使息肉坏死。用于广基胃息肉的治疗。

2. **手术治疗**

手术适应证为:大于2厘米的无蒂或广基型息肉;息肉进行性增大者;病检为腺瘤性息肉伴异型增生、可疑癌变和癌变者。

3. **抗幽门螺杆菌治疗**

近年研究发现,幽门螺杆菌感染与增生性息肉的发生密切相关,幽门螺杆菌阳性的增生性息肉患者在成功根除幽门螺杆菌感染后,其中约40%病例息肉完全消退。因此,对于增生性息肉患者进行诊断和治疗时应行幽门螺杆菌检测,若阳性则应行根除幽门螺杆菌治疗,然后根据息肉的消退情况再做相应的处理。

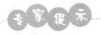

　　胃息肉摘除术后的患者应注意休息，禁止激烈运动，应进流质饮食，同时服用胃黏膜保护剂，并静脉滴注止血和抑制胃酸的药物。

胃息肉切除术后的饮食要求

　　胃息肉切除术后应禁食 1 天，当天可少量饮水，每次 4～5 汤匙，2 小时一次。如无不适反应，次日可给适量清淡流质饮食，50～80 毫升/次。第三日给全量流质，每次 100～150 毫升。每日 6～7 餐。

　　此时饮食宜为：食物无刺激性，呈液性，少食多餐，每 2～3 小时进食一次，宜选不胀气、不过甜的食物，如鸡蛋汤、米汤、菜汤、藕粉等。餐后宜平卧 20～30 分钟。

　　若术后恢复正常，术后两周后可进食低脂半流质饮食，如稀饭、面条、馄饨等，每日 5～6 餐。食物宜呈半流质状，其蛋白质含量达到正常需要量，纤维含量少。

　　患者出院后回到家中可进食软饭，主食与配菜宜选营养丰富，易消化食物，忌食生冷、油煎、酸辣等刺激易胀气食物。

　　患者应多食新鲜蔬菜和水果，不吃高脂食物、腌制品，适量补充铁剂和维生素，禁忌烟酒，术后 3～6 个月后可根据身体情况逐渐恢复到普通饮食。

　　患者饮食以自我感觉无不适，饮食内容以低渣、温和、易消化为原则，少食多餐，并避免过甜、过咸、过浓饮食，如进食后出现恶心、胃胀等症状应暂停进食。

进餐时要细嚼慢咽,且心情要放松。

 胃息肉患者的饮食调养要诀

要诀一、一定要遵循少食多餐的原则,胃息肉患者在用餐时别吃得过快,要细嚼慢咽,以减轻胃的负担。每天可以吃少点,一天最好就 4～5 餐。忌暴饮暴食,暴饮暴食会加剧胃的负担,使得病情反复发作。

要诀二、防止贫血。有些息肉会出血。还有较大的胃息肉可能会扰乱了胃的消化生理功能,从而影响了蛋白质和铁质的吸收,因而会发生缺铁性贫血。因此,可以吃适量的瘦肉、鱼虾、肝肾、豆制品以及大枣等富含蛋白质及铁质的食品。

要诀三、坚持不吃辛辣刺激性强的调味品。由于患病的胃生理功能减弱,吃生冷、粗硬的食物和辛辣刺激性强的调味品,如胡椒、芥末等,会引起胃部的不适,使得胃病反复发作,刺激胃息肉生长。

 胃息肉患者的食疗方

方一、莲枣养胃粥

原料 粳米 50 克,莲子 20 克,大枣 10 克。

制法 将原料放入锅中,加适量水,文火煮成粥。

用法 早、晚食用。

功效 有养胃健脾之功效。

方二、姜糖温胃膏

原料 老姜 250 克,红糖 250 克。

制法 将生姜捣汁去渣,隔水蒸 10 沸,将红糖溶入收膏。

用法 分 4 日服完,每日早、晚各服 1 次。

功效 温胃散寒。

方三、红花蜜糖饮

原料 红花 5 克,蜂蜜、红糖适量。

制法 将红花放在保温杯中,沸水冲泡,盖上盖,泡 10 分钟,调入蜂蜜、红糖即可。

用法 趁热饮服。

功效 和胃利肠、止痛祛疡。

方四、姜附子酒

原料 干姜 60 克,炙附子 40 克,黄酒 500 毫升。

制法 将干姜、炙附子共捣碎细,置净器中,然后倒入黄酒,密封,经 7 日后开取,去渣备用。

用法 每次饭前温服 20～30 毫升,日服 3 次。

功效 温胃散寒。

方五、姜糖养胃粥

原料 干姜 5 克,高良姜 4 克,花椒 3 克,粳米 100 克,红糖 15 克。

制法 将干姜切成片,与高良姜、花椒洗净,共放入纱布袋内,扎口。把淘洗净的粳米和布袋加清水同煮,30 分钟后取出纱布袋,共煮成粥服食。

用法 每日早、晚各服 1 次。

功效 温胃止痛。

方六、佛手冰糖粥

原料 佛手柑 15 克,粳米 100 克,冰糖少许。

制法 将佛手柑洗净,煎煮,去渣留汁,再与淘洗净的粳米、冰糖同煮成粥。

用法 每日早、晚温热服食。

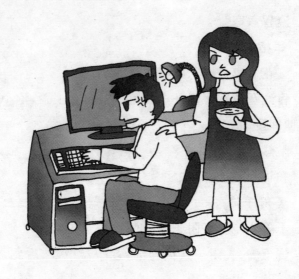

功效 理气止痛。

方七、鲫鱼桔皮汤

原料 鲫鱼 1 条（约 250 克），生姜 30 克，桔皮 10 克，胡椒 3 克。

制法 鲫鱼去鳞、鳃及内脏，洗净，生姜洗净、切片，桔皮、胡椒，共包扎在纱布内填入鲫鱼肚中，加水适量，文火煨熟，加食盐少许。

用法 空腹吃鱼喝汤。

功效 温胃止痛。

六、治养结合 抗癌心得

胃癌难治,很大程度上是人为因素造成的。胃癌治疗有效的三个关键是:①早期诊断;②正规治疗;③治养结合。

溯因防癌 时不我待

在我国,胃癌的发病率居各类肿瘤的首位,可谓凶险之极。

胃癌发病主要与以下因素有关:

饮食因素 饮食不当可以致癌。摄入过多的高盐的盐渍食品、熏制肉类、富含亚硝胺类化合物的食物是诱发胃癌的相关因素。还有发霉的食物含有较多的真菌毒素。此外,胃癌与营养素失去平衡也有关。

环境因素 从不同国家与地区胃癌的发病率的明显差别就说明胃癌的发生与环境因素有关系。

遗传因素 这也不容忽视。某些家庭中胃癌发病率较高。胃癌患者亲属的胃癌发病率高出于正常人四倍。

免疫因素 免疫功能低下的人胃癌发病率较高。

精神因素 精神因素影响着胃的消化功能,一方面影响胃黏膜,使之容易受损;另一方面可使人体全身的免疫功能降低。精神受过度刺激者,好生闷气者,多虑、沉默、忧郁者,呆板、迟缓、冷淡者,急躁冲动者,胃癌的发病率高。

早期胃癌 70% 以上无明显症状。随着病情的发展,可逐渐出现类似于胃炎或胃溃疡的症状,包括上腹部饱胀不适或隐痛、泛酸、嗳气、恶心,偶有呕吐、食欲减退、消化不良、大便潜血阳性或黑便、不明原因的乏力,消瘦或进行性贫血等。

中晚期胃癌症状见胃区疼痛,常为咬啮性,与进食无明显关系,也有类似消化性溃疡疼痛,进食后可以缓解,还可有上腹部饱胀感、沉重感、厌食、腹痛、恶心、呕吐、腹泻、消瘦、贫血、水肿、发热等。

胃贲门癌主要表现为剑突下不适,疼痛或胸骨后疼痛,伴进食梗阻感或吞咽困难;胃底及贲门下区癌常无明显症状,直至肿瘤巨大而发生坏死溃破引起上消化道出血时才引起注意,或因肿瘤浸润延伸到贲门口引起吞咽困难后始予重视;胃体部癌以膨胀型较多见,疼痛不适出现较晚;胃窦小弯侧以溃疡型癌最多见,故上腹部疼痛的症状出现较早,当肿瘤延及幽门口时,则可引起恶心、呕吐等幽门梗阻症状。

癌肿扩散转移可引起腹水、肝大、黄疸,以及肺、脑、心、前列腺、卵巢、骨髓等的转移而出现相应症状。

✚ 癌前期状态与癌前期病变

早期胃癌多无症状或仅有轻微症状。当感觉明显不适,体力不支时,病变已属晚期。因此,要十分警惕胃癌的早期症状,特别是癌前期,以免延误诊治。

阻断胃癌应该特别重视癌前期。所谓癌前期变化是指某些具有较强的恶变倾向的病变,这种病变如不予以处理,有可能发展为胃癌。癌前期变化包括癌前期状态与癌前期病变。

胃的癌前期状态包括以下几种情况。

▲ 慢性萎缩性胃炎　慢性萎缩性胃炎与胃癌的发生呈显著的

正相关。

▲恶性贫血　恶性贫血患者中 10％发生胃癌,胃癌的发生率为正常人群的 5 倍～10 倍。

▲胃息肉　腺瘤型或绒毛型息肉虽然占胃息肉中的比例不高,癌变率却为 15％～40％。直径大于 2 厘米者癌变率更高。增生性息肉多见,而癌变率仅 1％。

▲残胃肠胃吻合口炎或肠胃吻合口溃疡　胃良性病变手术后残胃易发生吻合口炎或溃疡,该处病灶易发生癌变。胃手术后尤其在术后 10 年开始,残胃癌发生率显著上升。

▲良性胃溃疡　胃溃疡本身并不是一个癌前期状态。但溃疡边缘的黏膜则容易发生肠上皮化生与恶变。

▲巨大胃黏膜皱襞症　血清蛋白经巨大胃黏膜皱襞漏失,有低蛋白血症与浮肿,约 10％可癌变。

胃的癌前期病变只有通过病理才能明辨是非,它包括异形增生和肠上皮化生。

异形增生　亦称不典型增生,是由慢性炎症引起的可逆的病理细胞增生,少数情况可发生癌变。

肠上皮化生　肠上皮化生是指胃黏膜上皮细胞被肠型上皮细胞所代替,即胃黏膜中出现类似小肠或大肠黏膜的上皮细胞,其是胃黏膜常见病变,见于多种慢性胃病。结肠型化生与胃癌的发生有密切关系。

胃镜查癌 手到擒来

在众多检查项目中,胃镜是发现早期胃癌价值最高的检查手段。

常规胃镜检查　早期胃癌并不具有特异性症状,所以对 40 岁以上,有明显消化不良症状或癌前期病变患者,应常规作胃镜检查。与影像学检查比较,胃镜具有显著优势。它可以直接观察病变形态,视野广,分辨力强,活检准确率高。

超声胃镜检查 该检查增加了胃镜的诊断范围,同时缩短了超声探头与靶器官的距离,使超声分辨率更高。超声胃镜检查早期胃癌和进展期胃癌的准确率达 90%,判断癌肿类型以及浸润深度的准确率可达 70%~80%。超声胃镜还有助于发现早期胃癌有无局部淋巴结转移。

放大胃镜 普通胃镜很容易忽略胃癌早期的黏膜细微变化。而在胃癌早期的胃镜检查中使用放大胃镜可将图像放大几十倍,便于观察黏膜细微结构,以判断病变的良恶性、组织学类型以及病变的深度和范围。

色素胃镜 在胃癌早期的胃镜检查时用色素将胃内黏膜染色,病变组织与正常黏膜会形成明显对比:正常黏膜一般不染色,而癌细胞及核易于染色,可以清楚显示微小癌灶,提高癌前病变和早期胃癌的诊断率。常用染色剂有亚甲蓝、靛胭脂等。检查时将放大胃镜与黏膜染色结合使用,更能提高对癌前病变及早期胃癌的诊断。

自体荧光胃镜 肿瘤组织与正常组织的荧光光谱存在差异。在自体荧光胃镜下,正常黏膜表面呈亮绿色荧光,而不典型增生和癌变黏膜呈红色或紫色,特别是不典型增生和癌变的边缘相对于白色的背景更明显。自体荧光胃镜检查是胃癌早期的胃镜检查中敏感性很高的一种。对发现早期胃癌、指导活检很重要。

红外线胃镜 静脉注射靛氰绿,利用红外线可穿透组织检测靛氰绿的聚集情况进行诊断。红外线胃镜可以显示胃黏膜下的血管情况,可为是否行早期胃黏膜下切除提供依据。

胃黏膜病理检查的意义

胃黏膜病理检查是应用显微镜观察通过胃镜取下来的胃黏膜组织细胞的形态、结构的方法。通过显微镜检查，可以发现胃黏膜细胞是否有炎症，是否有萎缩、肠上皮化生、不典型增生等癌前期情况，以及是否已经发生了癌变。

胃镜检查仅能发现胃黏膜有萎缩的表现，或仅发现有深而大的溃疡。只有结合病理检查才能发现胃黏膜细胞已有肠化和增生的改变，或者胃溃疡处黏膜发现癌细胞，因此病理检查对于胃病的早期确诊有很重要的意义。

病理检查需在进行胃镜检查时用活检钳钳取几块胃黏膜组织。活检组织取得范围很小，通常仅 0.1 厘米×0.1 厘米左右。取检时不会有疼痛的感觉。而且胃黏膜本身有非常强的修复能力，在一般情况下，胃黏膜上皮 4～6 天即可更新，取活检造成的胃黏膜的局部损伤在一周后就可完全恢复，不会对胃造成永久性损伤。

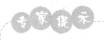

非典型增生是癌前病变的形态学表现。通过胃镜和病理检查及时发现这些非典型增生，采取相应的治疗措施，可预防相应部位癌的发生。但必须指出，并非所有癌前病变都必然转变为癌，也不是所有的癌都可见到明确的癌前病变阶段。

 ## 早期胃癌的实验室检查和影像学检查

胃癌早期发现和早期诊断是早期治疗的基础，也是降低胃癌死亡率的关键环节。在诊断技术手段不断提高的今天，是完全有希望做好早期胃癌的临床筛选工作的。

⌈1.⌋ **实验室检查**

● 胃癌标志物 胃癌细胞产生的多种物质能在胃液、血液及其他组织中被检测到，可作为胃癌的标志物应用于胃癌筛选普查，如各种酶和来源于胚胎的标志物。

● 癌基因 胃癌相关癌基因对早期胃癌的基因诊断具有重要的意义，但特异性尚待提高。

● 胃癌单克隆抗体 应用单克隆抗体诊断早期胃癌是当前胃癌研究中的一大课题。

● 胃癌潜血珠法 本法特异性不高，但检查方法简便，受检者可多次重复或进行连续动态观察，在大规模人群普查中有较大使用价值。

● 胃癌概率计算机模型筛选 普查时，根据当地胃癌的各危险因素，选出有意义的因子，建立概率数学模型，将每位受检者的资料输入计算机，经回归分析，阳性者为高危人群。此法若结合胃癌标志物检测，可提高检出率。

⌈2.⌋ **影像学检查**

胃部影像学检查包括双对比像、黏膜像、充盈像、压迫像等多种检查方法。双对比像与黏膜像能清晰地显示病变，压迫像对胃下部前壁病变的显示尤其重要，4 种检查方法可相互补充印证，提高恶性病变的检出率。

随着电子计算机 X 射线断层扫描（CT）和双相螺旋 CT 模拟胃镜的临床应用，使得影像学方法检测早期胃癌的敏感性得以大大提高。根据目前统计，CT 模拟胃镜诊断早期胃癌的阳性符合率可达到 70％以上，最小可显示直径 1 厘米左右的黏膜病灶。

中、晚期胃癌的实验室检查

胃液分析 正常胃液为无色或呈浅黄色,每 100 毫升胃液中游离盐酸约 0～10 单位,总酸度约 10～50 单位。胃癌患者的胃酸多较低或无游离酸,约 65％胃癌患者呈现胃酸缺乏,而 20％～25％患者经五肽胃泌素刺激后仍显胃酸缺乏,胃酸低下的程度常与胃癌的大小成正比。

大便隐血试验 持续性大便隐血阳性对胃癌的诊断有参考价值,可以为发现胃癌提供线索。大便隐血试验在早期表浅型胃癌的阳性率可达 20％,随着病程的进展,其阳性率可达 80％以上,其中以胃体癌的阳性率最高,贲门癌次之。

免疫学诊断 免疫学检查的方法很多,常用的有以下六种。

● 血清诊断和体液诊断 已广泛采用的如癌胚抗原(CEA)、CA-19-9、CA-50、CA-125 在胃癌阳性检出率约 60％。

● 病理免疫组织化学诊断 用胃癌的单克隆抗体通过免疫组织化学方法如 ABC 法和 PAP 法对组织切片进行染色,阳性检出率可达 80％～90％。对于胃癌的诊断、淋巴结转移的诊断率都有提高。此外尚可作为癌前病变、肠腺化生癌变危险性的辅助指标。

● 胎儿硫糖蛋白抗原(FSA) FSA 为胃液中 3 种硫糖蛋白抗原之一。此类抗原可存在于胃癌细胞及癌组织周围黏膜细胞内,胃癌患者的胃液中含量较高。

● 胃癌抗原 这是一种肿瘤相关抗原,存在于胃癌患者的胃液中,是具有免疫活性的糖蛋白,可用于检测胃癌。

● 放射免疫影像诊断 应用抗胃癌单抗经[131]I 标记后注入患者体内,48～72 小时后用 γ 照相机、单光子发射体层扫描或机械扫描,可以显示原发病灶和转移灶,并可得到准确的定位图像,图像显示满意率可达 70％～80％。对指导手术切除范围很有帮助。

● 细胞学诊断　胃脱落细胞检查,应用单抗对癌性胸水、腹水进行免疫荧光或免疫酶标细胞学检查,可以大大提高癌细胞检出率,达 90%。胃脱落细胞学检查是诊断胃癌的一种比较好的方法,操作简单、阳性率高、痛苦少,患者易于接受。但它不能确定病变的部位,所以应与 X 线、胃镜等检查相结合应用。

　　胃液锌离子测定　　胃癌患者胃液中锌离子含量较高,约为健康组织含锌量的 2 倍。因在胃癌患者胃液内混有脱落的癌细胞,癌细胞中的锌经过胃酸和酶的作用,使其从蛋白结合状态中游离出来,呈离子状态而混入胃液中,所以胃癌患者的胃液中锌离子含量增高。

　　四环素荧光试验　　由于荧光素标记的四环素进入体内后可被胃癌组织所摄取,故可以在洗胃液的沉淀中见到荧光物质。此方法的阳性诊断率约为 80%。

　　其他肿瘤标志物测定

● 多胺　胃癌患者尿多胺水平明显高于正常人和良性胃肿瘤患者。

● 甘氨酰脯氨酸二肽氨基肽酶　此酶活力测定对鉴别胃内病灶的良恶性质有一定价值。

● 细胞核脱氧核糖核酸(DNA)含量　对胃黏膜组织活检切片进行细胞核 DNA 含量测定。

中、晚期胃癌的胃镜及影像学检查

　　胃镜检查　　胃镜的最大特点是能够直接观察胃黏膜情况、胃的蠕动情况(中、晚期胃癌患者胃的蠕动情况差或者蠕动消失)。而且能观看胃的各个部位,没有盲区,并能在直视下对病灶如癌肿等取活组织做病理检查,以判断病变的性质。还可应用胃黏膜染色法、激光胃镜、电子胃镜等方法检出微小胃癌。在胃镜下进行切除病灶,或止血。超声胃镜还能对黏膜下病变进行探测。因此,胃镜检查是目前检查胃癌,观察胃癌恶变程度的最准确和可靠的方法。

超声检查(B超) X线钡餐和胃镜检查难以准确判断肿瘤的深度,但B超可以显示,而且B超检查无辐射等副作用。近年来,采用禁食饮水法和检查时体位变换,能发现大多数中、晚期胃癌。

X线检查 此检查对肿瘤侵犯周围的程度和范围不能确定,但对浸润性胃癌(皮革胃)及胃癌周围侵犯严重者、胃肠透视动态观察胃体失去活动度者,可以提示失去手术机会。

电子计算机X射线断层扫描(CT) CT能直接显示胃癌在胃壁内生长及向腔内、外扩展情况;还能观察肿瘤侵犯邻近器官;发现淋巴结增大和远处转移的存在。在胃癌的早期,胃壁通常不增厚或增厚不明显,难以被CT检查所确认,故CT无法对早期胃癌作出诊断。中、晚期胃癌在CT上表现为病变区胃壁异常增厚,或形成突向胃腔内、外的肿块。为使胃CT检查满意,病变显示清楚易于判断,检查前足量饮水,使胃适度充盈、扩张,并辅以应用低张药物,极为重要。

核磁共振(MRI) MRI对早期胃癌的检出率不高,只是在癌肿已长至相当大时方可显示。这种检查对癌肿的大小,以及腹腔内有无淋巴结转移和有无其它脏器的转移有帮助。

🕇 胃癌的手术治疗

手术治疗仍然是目前治疗胃癌的重要方法,也是根治胃癌的主要手段。

手术治疗可分为根治性切除术和姑息性手术两大类。具体手术方式的选择倾向于"量体裁衣"——依据患者的一般状态及癌的病理生理情况选择适宜的手术方式。部分早期胃癌患者还可以通过内镜行微创手术治疗。

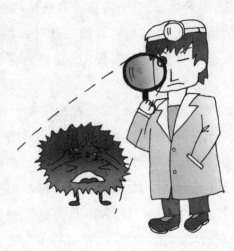

1. **根治性切除术**

根治性切除术的基本要求是彻底切除胃癌原发灶、转移淋巴结及受浸润的组织。主张应根据肿瘤的部位、浸润的范围及医院的技术条件等具体情况而定,原则上是既能彻底切除肿瘤又要避免不必要扩大手术范围。

手术适应证应严格控制在:浸润性胃癌;有浆膜浸润和淋巴结转移的胃体癌;若恶性程度较高,已有第二站淋巴结转移或已侵及胃体的胃远端或近侧部癌;凡已不能根治或全身条件不允许者不做全胃切除。

2. **姑息性手术**

姑息性手术包括两类:一类是不切除原发病灶的各种短路手术,另一类是切除原发病灶的姑息性切除术。第一类手术虽较小,但一般并不能改变胃癌的自然生存曲线,仅能起到解除梗阻、缓解部分症状的效果。而第二类手术则有一定的 5 年生存率。

3. **胃镜治疗**

在胃镜下做肿瘤切除能否成功的关键在于:病变早期、无淋巴结转移且能在胃镜下将病变完全切除。某些有手术禁忌证的早期胃癌或患者坚决拒绝开腹手术者,以及无淋巴结转移的早期胃癌可以考虑胃镜治疗。

下列情况下的早期胃癌一般不会有淋巴结转移:①直径小于 5 毫米的早期胃癌;②直径小于 2.5 厘米的隆起型早期胃癌;③直径小于 2 厘米的无溃疡凹陷型早期胃癌;④直径小于 1.5 厘米的混合型早期胃癌。

早期胃癌的胃镜治疗包括切除法及非切除法。切除法可获得切下的黏膜标本,以供病理检查。非切除法包括光敏治疗、激光治疗、局部注射法及组织凝固法。

④ **腹腔镜下局部切除**

随着腔镜外科及微创手术的发展,早期胃癌经腹腔镜下的全层切除部分胃壁已成可能。由于此手术可不开腹,即将胃壁病变做全层切除,切除范围也远较胃镜下黏膜切除为广,且可将邻近胃癌病灶周围的淋巴结一并切除,如活检发现有癌转移时即可中转剖腹做根治手术。患者术后早期可进食,住院期短,因此有其优越性,切除范围较胃镜广。该手术一般宜于胃前壁的病变,如病变位于后壁或近侧,则需经胃腔内将病变部位黏膜切除或手术切除。

✚ 胃癌的化学药物治疗

我国胃癌总的手术切除率约为 $50\% \sim 77\%$,仍有相当部分病例发现时已失去手术切除机会,即使早期胃癌,也有 $2\% \sim 5\%$ 的患者存在淋巴结转移,至于有微小转移者为数更多,而且行胃癌根治性切除术后,仍有不少患者死于局部复发和远处脏器转移。因此为了提高手术治疗的疗效,也需要施行与化疗相结合的综合治疗,以弥补单纯手术治疗之不足。约 2/3 的胃癌患者在疾病的不同阶段有化疗的指征。

对术前估计肿瘤不能根治性切除者,可考虑行术前化疗(包括动脉插管介入化疗），以缩小原发病灶和转移病灶、抑制肿瘤进展，使手术切除成为可能；对术中发现已有或可能有肝转移、腹膜转移者，可在肿瘤供应血管或腹腔内给予化疗；术后针对手术残留的肉眼看不见的肿瘤细胞进行化疗，预防肿瘤复发。

　　针对术前肿瘤细胞已有腹腔种植或术中腹腔播种，目前还开展腹腔内化疗、腹腔温热灌注化疗。并针对肿瘤淋巴转移的特点，正在试行淋巴系统内化疗。

①. 常用的化疗药物

● 氟尿嘧啶（5-Fu）　为国内外治疗胃癌的首选和基本药物。总有效率为 20% 左右，此药可静脉应用或口服。

● 替加氟（呋喃氟尿嘧啶）　此药毒性低，比氟尿嘧啶小 6 倍，化疗指数为氟尿嘧啶的 2 倍，且口服和直肠给药吸收良好，因而成为近年治疗胃癌的常用药物。治疗胃癌的总有效率约为 30%。

● 丝裂霉素（MMC）　总有效率约 10%～15%。静脉给药，每周用药 2 次。由于此药对血液系统的毒性较大，缓解期较短，故常在联合化疗用药（MFC）方案中应用。

● 司莫司汀（甲基环己亚硝脲）　有效率一般为 10%～20%。

● 多柔比星（阿霉素）　总有效率为 20%～30%。本品对心脏有较强毒性。

● 顺铂（CCDP）　与多种抗癌药物联合应用有协同作用，并且无明显交叉耐药性，因而在联合化疗中得到广泛应用。

● 依托泊苷（鬼臼乙叉甙）　单用对中、晚期胃癌的有效率为 20%，联合化疗的有效率可达 60%～70%，完全缓解率可达 20%。

②. 联合化疗方案

治疗胃癌使用单一药物化疗的缓解率一般仅为 $15\% \sim 20\%$，应用联合化疗后有效率达 40%，可提高缓解率、延长生存期。目前胃癌的化疗多采用联合方案，例如：FAM（氟尿嘧啶＋多柔比星＋丝裂霉素）方案等。

③. 给药途径

静脉滴注 此乃目前胃癌化疗的主要给药途径。

腹腔灌注 其原理是增加药物与腹膜的接触面，形成全身的低浓度和局部的高浓度。使肿瘤组织直接浸泡在高浓度的药液中，延长了作用时间，从而提高了疗效，减少或降低了药物的全身毒副作用。本法用于胃癌手术切除术后或已合并腹腔内其他部位有转移的患者。由于灌注的药物通过门静脉系统进入肝脏和全身组织，故对防治胃癌伴肝转移尤为合适。

导管注射 经外科手术安置的药泵导管或放射学介入导管向胃动脉或腹腔注射抗癌药物，可明显提高胃癌供瘤动脉及肿瘤的药物浓度，因而具有较好疗效，并大大降低了药物的全身毒副反应。与静脉全身化疗相比，动脉导管化疗总有效率及生存期均明显增加，特别对伴有远处转移、术后复发、年老体弱和全身情况差的胃癌患者尤为适宜。

淋巴系统内化疗 此方法是术前或术中经癌灶、癌旁黏膜下或胃周淋巴结等部位注入携带高浓度抗癌药物的载体，使药物在淋巴系统内扩散、杀死淋巴系统内转移癌细胞的一种局部化疗方法。淋巴化疗的优点是局部用药浓度高、药物有效浓度维持时间长、药物作用直接、全身副作用轻微。

④. 化疗方法

术前化疗 术前化疗的目的在于使病灶局限，为手术创造条件,以提高手术切除率,并减少术中播散和术后复发的机会,消灭潜在的微小转移灶,提高手术治愈率。

胃癌术前化疗,以往多主张经静脉给予单一化疗药物,近年来导管给药、腹腔给药及联合用药增多。

术中化疗 术中化疗的目的在于消灭残存病灶,减少术中癌细胞播散、种植的机会,以降低术后复发率。目前方案尚不统一,多采用在清洗腹腔后、关腹前,向腹腔内注入氟尿嘧啶(5-Fu)等抗癌药物的方法。

术后化疗 术后化疗作为术后的巩固治疗措施,有助于控制可能存在的残存病灶,防止复发和转移,提高生存率,延长生存期,并对预防肝转移有明显的作用。

小贴士

　　由于放射治疗对胃癌的敏感性低、疗效差,加之胃部周围重要脏器多,放射治疗常伤及机体的正常细胞和组织,故一般较少采用。个别情况下,使用放疗与手术配合以提高手术切除率。

胃癌的中医辨证治疗

对于中、晚期胃癌,未能手术或术后复发有远处转移患者,或因各种原因而不做手术的患者,可以辨证与辨病相结合用中医药进行治疗。

1. 肝胃不和型

辨证肝胃不和、胃气上逆。治以舒肝和胃、降逆止痛。

方药 柴胡、郁金、枳壳、旋复花(包煎)、代赭石、半夏、玫瑰花、杭芍、白屈菜、焦三仙、甘草。另加选抗癌中草药。

此证系患者肝郁气滞,肝失条达疏泄,乘侮脾胃,使脾胃功能失司,胃气上逆,嗳气频作,反胃嘈杂。方中以柴胡、郁金、玫瑰花疏肝理气;枳壳、旋复花、代赭石、半夏降气平逆止呕;杭芍,甘草柔肝和中;焦三仙健脾消导;白屈菜止痛缓中。

② 脾胃虚寒型

此型辨证要点是其虚寒表现,如胃脘喜按就温,喜喝热饮,面色㿠白,肢凉便溏,脉沉细等,辨证脾胃虚寒,中焦不运。治以温中散寒,健脾和胃。

方药 人参、党参、白术、茯苓、半夏、良姜、荜拨、梭罗子、陈皮、甘草、生黄芪、紫蔻等。另选用性温的抗癌中草药。

此型脾虚胃弱,纳食不多,运化迟缓,故痛亦不甚。得暖得按,则寒气消散,故痛亦减。脾主四肢,阳虚则四肢不温,神疲乏力,脾阳不振,故舌淡胖、便溏、脉细等。方用六君子汤健脾益气;良姜、荜拨温中散寒;生黄芪益气温阳,梭罗子、紫蔻行气温胃止痛。

③ 瘀毒内阻型

此型辨证要点为疼痛明显,脘胀拒按,有血瘀毒瘀表现,出现热象,辨证为瘀毒内阻、血瘀胃热。治法是解毒祛瘀,清热养阴。

方药 生蒲黄、五灵脂、蛇蜕、血余炭、仙鹤草、露蜂房、元胡、白屈菜、陈棕炭、玉竹、藕节等。加选其他抗癌中草药。

瘀毒内阻,日久伤络,吐血便血,血瘀有形,故痛有定处而拒按;瘀毒化热耗伤胃阴,故口干思冷饮,脉弦滑数等。蛇蜕、露蜂房解毒去瘀;生蒲黄、五灵脂、元胡、白屈菜活血化瘀止痛;血余炭、陈棕炭、仙鹤草止血生新;玉竹、藕节养益胃阴。

④ 气血双亏型

此型大多为胃癌晚期,久病有恶病质及高度贫血,耗血伤气,后天化源不足,气血化生无源,故气血双亏,久之脾肾阳气亦虚,但此型常伴有邪实,肿物包块明显,正虚邪实,因气血大亏,不克攻伐,故只能大补气血,健脾补肾。

方药 黄芪、人参、党参、白术、茯苓、黄精、甘草健脾益气;当归、熟地、杭芍、阿胶滋阴补血;紫河车大补元气,补肾填精;陈皮、麦稻芽、砂仁、内金醒脾开胃助消化,仙灵脾补肾温阳。

辨证加减用药:

呕吐加半夏、生姜、竹茹、威灵仙、旋复花、代赭石、藿香、佩兰等;

口干加石斛、麦冬、天花粉、沙参等;

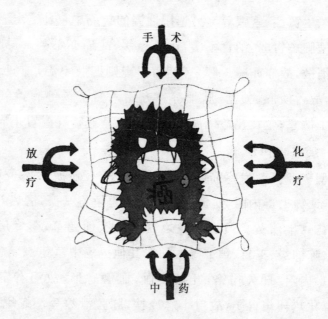

胃痛加元胡、香附、白屈菜、降香、五灵脂、乌头、荜拨、梭罗子等;

便干加火麻仁、郁李仁、大黄、芒硝、瓜蒌、羊蹄根、虎杖等;

便溏加儿茶、老鹤草、石榴皮、苍术、扁豆、白术、山药、茯苓、罂粟壳等;

呕血、便血等加血余炭、棕榈炭、柿叶、白芨、仙鹤草、大黄、乌贼骨粉等，亦可用云南白药2克拌安络血4毫升内服；

腹胀加枳壳、厚朴、莱菔子、焦槟榔、大腹皮、沉香面等。

✚ 胃癌术后患者的家庭护理

胃癌患者的家庭护理质量及患者自身的疗养对提高疗效，延长生命有着极其重要的意义。

⌐1⌐ 饮食护理

胃癌术后为适应消化道重建的现状，饮食应注意逐渐过渡，从稀到稠，从量少到量多，从低热量到高热量，使糖、蛋白质、脂肪的摄入逐渐与机体需要相匹配。具体应做到以下几点。

少量多餐 每日5～6餐，食量以自我感觉无不适为原则。从流食开始（如米汁、蛋花汤、藕粉、牛奶等）到半流食（如稀饭、蛋羹、馄饨、面片、面条等），最后过渡到普通饮食。饮食过渡的时间由患者本人自行掌握。一般术后两周进半流食，术后半年即可恢复普通饮食。

细嚼慢咽 使食物在口腔内充分嚼烂并与唾液充分混合，以替代部分胃的功能，减轻残胃的负担。

食物宜清淡 给予高蛋白、高维生素、高纤维素的易消化的食物，多食新鲜蔬菜和水果，少吃脂肪，少吃或不吃腌制品。因腌制品中含较多的二甲基亚硝酸盐，在体内易转化成致癌物亚硝胺。少喝或不喝高浓度饮料，避免辛辣刺激性食物及过冷、过热饮食。

禁烟忌酒 酒对消化道的刺激人人皆知。吸烟有害，而且影响消化液的分泌。烟酒百害而无一利，必须禁忌。

补充铁剂 胃切除术后胃酸缺乏，影响铁的吸收，可导致缺铁性贫血.因此应坚持将铁锅作为重要炊具，并根据具体情况服用硫酸亚铁制剂,选食动物肝脏、豆类、菠菜、红枣等一些含铁量较高的食物。

② 心理调适

乐观、自信、愉快的心境将使机体神经系统和内分泌系统在术后达到一种新的平衡,并能调动机体的潜能,更好地与疾病战斗。正如希腊医学家希波克拉底说的:"人的情绪便是疾病的良医"。决不能低估情绪对康复的作用。开导患者"既来之,则安之",积极配合治疗;"任窗外暴风骤雨,我自岿然不动"的心态为患者永远的追求。

③ 生活调养

适当的活动与休息是患者适应环境的有效措施。量力而行地进行一些室外活动及体育锻炼,如散步、打太极拳、旅游等,既锻炼了体力,又呼吸了新鲜空气。而且运动促使胃蠕动增加,在预防碱性反流性胃炎及食道炎方面有独到作用。适当地看文艺节目,广交朋友,增进家庭的和睦,增加自我的幸福感,这些都是增进健康、提高患者生活质量的有效办法。

④ 定期复查

出院后 3 个月、半年、一年均应到医院复查。以后随着时间的推移,结合本人情况可适当延长复查时间。复查目的是了解是否存在癌肿复发及化疗药物对机体的损害程度。这些对提高胃癌术后患者的生存质量和延长生存期将起到积极的作用。

✚ 胃癌常见并发症的家庭护理

胃病的护养相当重要,除了上述的几项护理外,胃癌患者还要注意以下并发症的护理。

并发症一、倾倒综合征

● 少量多餐,并避免过甜、过咸、过浓的饮食。

- 细嚼慢咽,缓慢就餐。

- 餐后平卧 20～30 分钟。

- 个别效果不佳者可在医生的指导下使用醋酸奥曲肽注射液(善得定)以延缓胃排空,抑制肠液的分泌和葡萄糖的吸收。饮食调理无效且不能耐受善得定治疗者,可考虑手术治疗。

并发症二、碱性反流性胃炎及食管炎

可通过服用消胆胺、促胃动力药物(如多潘立酮或枸橼酸莫沙必利分散片)及胃黏膜保护剂(如铝碳酸镁)进行治疗。同时,采取晚间半卧位(上身抬高 30～50 度角)睡眠,参加适度的体育锻炼等手段来避免碱性消化液反流。若观察 18 个月症状仍存在,则可考虑手术纠正。

 胃癌患者的膳食调养

(1)胃癌术后患者一般在 1～3 天内逐渐恢复肠功能。当肠内气体从肛门排出后,就可进食少量清淡流食,如米汁、稀藕粉、蜂蜜水、面汤、青菜汤等,每次饮用 100～150 毫升,一日饮服 6～7 次。3～5 天后应改为流食,如大米粥、小米粥、鸡蛋汤、蒸蛋羹、鸡蛋面糊等,一日吃 5～6 次。

(2)保护胃黏膜。避免高盐、过硬、过烫的饮食,避免暴饮、暴食。

(3)食物要新鲜,多吃新鲜蔬菜和水果,增加优质蛋白质的摄入量。补充体内营养耗损。

(4)胃癌患者多有胃脘部饱胀、疼痛等食积不消的症状,应食易消化类的食物;若有恶心、呕吐、食欲不振等症状,宜食开胃降逆的清淡食物。

(5)胃癌化疗后患者的饮食调理应选用高营养、少刺激的食品。主食以患者平日习惯品种为好,加用苡仁米粥、糯米粥,有益无损。副食以鲜肉、鲜蛋、鲜蔬菜、鲜水果为好。每日 3～5 餐，饭量逐渐增加。如有饭后恶心、呕吐现象不必着急，可稍坐片刻或慢行散步，症状即可减轻。也可用生姜 10 克煎汤频服。

(6)晚期胃癌患者多处于全身衰竭状态，进食困难，食欲不振，应多吃鲜石榴、鲜乌梅、鲜山楂，也可用橘皮、花椒、生姜、冰糖、鸡肫适量，煎汤内服。呈现恶病质状态的胃癌晚期患者应该多补给蛋白质食品，如牛奶、鸡蛋、鹅肉、鹅血、瘦猪肉、牛肉和新鲜蔬菜、水果等。

> 早餐是补充奶类的好机会。乳制品是高品质蛋白质的来源之一，同时含有丰富的钙质，一般常吃的食物中没有一种钙质含量能与奶类相比。奶类除了补充钙质外，同时具有稳定情绪之作用。

✚ 胃癌患者的食疗方

方一、蔗姜饮

原料 甘蔗、生姜各适量。

制法 取甘蔗榨汁半杯，生姜汁 1 匙调匀即成。

用法 每周 2 次，炖温后服用。

功效 具有和中健胃作用，适宜于胃癌初期用。

方二、红糖煲豆腐

原料 豆腐 100 克，红糖 60 克，清水 1 碗。

制法 红糖用清水冲开，加入豆腐，煮 10 分钟后即成。

用法 经常服食。

功效 具有和胃止血，吐血明显者可选用此食疗方治疗。

方三、陈皮红枣饮

原料 桔子皮 1 块,红枣 3 枚。

制法 红枣去核与桔子皮一起入锅,加水适量煎煮约半小时即成。

用法 每日 1 次服用。

功效 此食疗方行气健脾,降逆止呕、适用于虚寒呕吐。

方四、莱菔红枣粳米粥

原料 莱菔子 30 克,红枣 4 枚,粳米适量。

制法 先将莱菔子炒熟,再与红枣、粳米共煮成粥。

用法 每日 1 次,早餐服食。

功效 此药方消积除胀,胃胀明显者可选用。

方五、陈皮瘦肉粥

原料 陈皮 9 克,乌贼鱼骨 12 克,猪瘦肉 50 克,粳米、盐适量。

制法 用陈皮、鱼骨与米共煮粥,煮熟后去陈皮和乌贼骨,加入瘦肉片再煮,最后加食盐少许调味食用。

用法 每日 2 次,早、晚餐服用。

功效 此食疗粥降逆止呕,健脾顺气,胃胀者可首选此膳。

方六、莴苣大枣饼

原料 莴苣 250 克,大枣 250 克,面粉 500 克。

制法 将莴苣切碎,大枣煮熟去核,与面粉混合后做饼。

用法 当点心服用。

功效 健脾益胃,燥湿利水。

方七、芡实六珍糕

原料 芡实、山药、茯苓、莲肉、薏米仁、扁豆各 30 克,米粉 500 克,糖适量。

制法 将上述全部加工成粉末与米粉和匀即成。

用法 每日 2 次,每次 6 克,加糖调味,开水冲服。也可蒸熟做糕点食用。

功效 此方健脾效果良好。

方八、桂圆花生汤

原料 花生连红衣 250 克,大枣 5 枚,桂圆肉 12 克。

制法 大枣去核,与花生、桂圆一起加水煮熟即可。

用法 每日 1 次服食,分为 5～10 次服完。

功效 养血补脾,贫血明显者可用此方。

方九、乌梅粥

原料 乌梅 20 克,粳米 100 克,冰糖适量。

制法 先将乌梅煎取浓汁去渣,入粳米煮成粥,粥熟后加少许冰糖,再稍煮即可。

用法 每日服食 1 次。

功效 此方有收涩止血作用。

方十、麻仁粥

原料 芝麻、桃仁各 20 克,粳米 80 克。

制法 用芝麻、桃仁和糯米共同煮粥即成。

用法 隔日 1 次服食。

功效 润肠通便,伴有大便干燥秘结者可用此粥。

方十一、芝麻粥

原料 芝麻 6 克,粳米 30 克,蜂蜜适量。

制法 将芝麻炒香待米煮粥即将熟时加放,再加蜂蜜调匀即成。

用法 每日服食 1 次。

功效 此药膳可补血养胃。

方十二、鱼肚酥

原料 鱼肚（大黄鱼、鲤鱼、黄唇鱼、鳗鱼的鳔均可作原料）50克，芝麻油20克。

制法 鱼肚用芝麻油炸酥，压碎即成。

用法 每日3次，每次10克，用温开水送服。

功效 此药膳有益精、止血、散瘀、消肿功效。

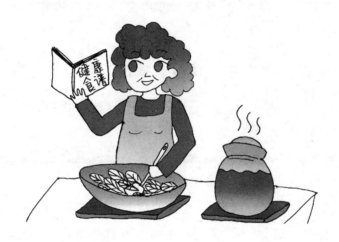

七、作息不定 反流惹祸

生活规律,起居有序,保持良好的心态,注意饮食健康是远离胃食管反流病的诀窍。

 "青睐" 中老年人的胃食管反流病

中老年人常常感觉有烧心或反酸症状,这时候,胃食管反流病可能已经"青睐"您了。

胃食管反流病是胃、十二指肠内容物反流至食管引起的反酸、胃灼热感(烧心)等症状或组织损害。

反酸 胃食管反流病最常见的症状为反酸。每于餐后、躯干前屈或夜间卧床睡觉时,常有酸性液体或食物从胃、食管反流到咽部或口腔。此症状多在胸骨下烧灼感或烧心发生前出现。

烧心感或疼痛 这也是本病主要症状。症状多在食后 1 小时左右发生,疼痛可放射到肩胛区、颈、耳或上臂;或在身体前屈、仰卧或侧卧、剧烈运动时诱发;直立位或服制酸剂后症状可消失。过热、过酸食物可使症状加重。

咽下困难 咽下困难的感觉症状较前两种症状少见:初期常可因反流性食管炎引起继发性食管痉挛,出现间歇性咽下困难;后期则可由于食管瘢痕形成狭窄,烧心感或疼痛逐渐减轻而为永久性咽下困难替代。进食固体食物时可在剑突处引起堵塞感或疼痛。

此外,严重的胃食管反流病还可导致食管狭窄、出血等。

胃食管反流病发病的原因是由于食管对胃、十二指肠内容物反流的防御机制下降,引起攻击因子胃酸以及胃蛋白酶、胆盐、胰酶等对食管黏膜的攻击作用增强的结果。高发人群为:中老年人、男性、肥胖者、吸烟者、饮酒者、患有食管裂孔疝患者。

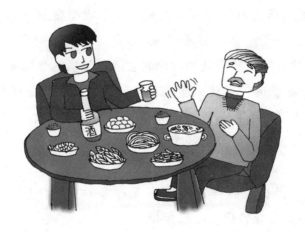

胃食管反流病的检查方法荟萃

X 线钡餐检查 此检查可观察食管和胃的运动功能,显示胃食管反流及运动异常。一般钡餐检查可发现食管下段黏膜皱襞增粗、不光滑或可见狭窄、龛影,食管蠕动减弱等。头低位时可能显示胃内钡剂向食管反流。

胃镜检查 胃镜可显示不同程度的胃食管反流情况,或结合病理活检明确病变的良、恶性质。此检查还能提示胃食管反流病患者的预后和内科药物治疗效果,对制订长期治疗计划有帮助。

食管运动功能及测压检查 通常采用充满水的连续灌注导管系统测定食管腔内压力,以估计食管下端括约肌和食管的功能。胃食管反流病的患者通常显示食管下端括约肌压力低下,食管下端括约肌频发地松弛及食管蠕动收缩波幅低下或消失。

食管酸碱度测定 食管酸碱度测定能了解食管内的酸碱度情况,正常食管酸碱度为6,当降至4以下时则表明反流存在,阳性率约95%。24小时食管酸碱度监测能记录白天和夜间24小时内的酸碱度小于4的百分比、酸碱度小于4的次数、持续5分钟以上的次数、最长的持续时间等观察指标。这些参数能帮助确定在生理活动状态下有无过多的胃酸反流,并有助于阐明胸痛与酸反流的关系。此检查项目被公认为诊断胃食管反流病的金标准。

食管酸灌试验 此试验有助于证实患者食管对酸的易感性,通过酸滴入,症状再现,提供消化液从胃内反流到食管的证据。并有助于阐明胸痛与酸反流的关系。

放射性核素胃食管反流检查 此方法是应用同位素标记液体显示在平卧位及腹部加压时有无过多的放射性核素胃食管反流,并可估计胃食管反流的反流量。

膜电位差测定 食管黏膜完整时,黏膜面的探测电极与黏膜面外的参考电极之间的电位差为 $-60\sim-50$ 毫伏,反流存在时其电位差减弱或消失。

　　胃食管反流病有许多检查方法,各种方法的诊断阳性率不一,这可能与各方法的检查原理和基础不一有关。

胃食管反流病的治疗举措

1. 药物治疗

药物治疗胃食管反流病的目的是:减低胃内容物的酸度和量;

增强抗反流屏障能力；加强食管的酸清除力；增强胃的排空能力；增强幽门括约肌的张力，防止十二指肠液和胃液反流；在上消化道黏膜表面形成保护层，以促进炎症愈合。常用药物有以下几类。

(1)**抗酸药** 适用于解除轻症或间歇发作的烧心症状，常用药为复方石菖蒲碱式硝酸铋(胃得乐片)、复方铝酸铋(胃必治)、鼠李铋镁片(乐得胃)等。

(2)**抗酸分泌药** 常用组胺 H_2 受体拮抗药和质子泵抑制剂。此类药物可使胃酸分泌减少和反流物酸性减低，减少酸的损伤作用，促进黏膜炎症愈合。

● 组胺 H_2 受体拮抗药：常用的组胺 H_2 受体拮抗药有西咪替丁、雷尼替丁、法莫替丁和尼扎替丁。

● 质子泵抑制剂：能强有力地抑制胃酸的分泌，缓解反流症状和使炎症愈合。疗效优于组胺 H_2 受体拮抗药。常用的药物有：奥美拉唑、兰索拉唑、泮托拉唑、雷贝拉唑等。

(3)**促动力药** 对食管和胃有促动力作用，如增进食管蠕动和胃排空，升高食管下端括约肌基础压力，起到抗胃食管反流的作用。常用的药物有：多潘立酮(吗丁啉)、枸橼酸莫沙必利分散片(新络纳)、氯波必利、伊托必利(瑞复啉)等。

(4)**黏膜覆盖药** 可中和胃酸，并附着在黏膜表面，形成一层保护膜。常用的药物有铝碳酸镁(达喜)、硫糖铝、胶体次枸橼酸铋(德诺)等。

2. **非药物治疗**

当内科治疗无效及出现严重并发症时可以考虑用外科抗反流手术方法治疗。

近年来，在胃镜下做抗反流手术，对患者进行食管或食管胃吻合口缝合术，以缩窄食管管腔，也可以达到抗反流的目的。

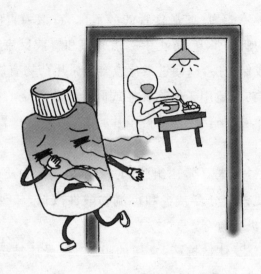

 胃食管反流病的综合护养措施

胃食管反流病的治疗不是单一用药就能解决的,当病症得到控制后,就不要过于依赖药物,要从日常生活方式、饮食、运动、心理调节等方面进行综合调理。

⒈ **日常生活调理**

改变生活方式 改变生活方式与用药同等重要,轻症和有间歇发作症状的患者,仅注意改变生活方式便可奏效。例如,肥胖的患者应尽量减轻体重,达到合理的水平,有助于减轻反流;避免穿紧身衣服。

注意体位 在非睡眠时,宜多采取直立位,尽量避免弯腰和用力提重物等。睡觉时,应取半卧位。简单的半卧位是垫高床头约30度,但此种卧位易于下滑,最好是后背和床尾均垫高。睡觉时最好向左侧卧。

避免服用促使反流的药物 抗胆碱能药、茶碱、安定、多巴胺、黄体酮等药物均在禁用之列。若患者同时服用治疗冠心病药物,如钙通道阻断药,产生治疗矛盾,应向医生咨询以决定药物的取舍。

2. **心理调适**

一些患者在患病期间会伴有较严重的忧郁,造成失眠、焦虑、抑郁、头痛、注意力不集中等精神症状。患者的心身负担较重不利于治疗和恢复,应设法调整不良的情绪,保持良好的心态,多与他人沟通,学会释放压力。多参加各种活动,可以分散、转移或取代消极情绪。或者寻求心理医生的帮助。

3. **膳食调养**

● 膳食应以低脂肪、清淡、易消化的食物为主;脂肪可延缓胃排空,刺激胆囊收缩与分泌,降低食管括约肌压力,加重病情;

● 少食粗糙、不易消化的食物,少食巧克力、甜食、酸性食物等;

● 少吃豆类、红薯、芋头等易产生气体的食物;

● 避免饮酒、浓茶、咖啡、碳酸饮料等,戒除吃零食的习惯;

● 适当减少每餐的食量,进食应细嚼慢咽,减轻胃的负担;

● 晚上睡前 2~3 小时尽量不进食。

4. **运动保健**

每星期做 2~3 次运动,如有氧操、太极拳和散步等。散步可使人体内脏器官都处于微微的颤动状态,加之配合有节奏的呼吸,可使腹部肌肉有节奏地收缩,横膈上下运动,相当于按摩胃肠,可刺激胃肠消化液的分泌,促进胃肠蠕动,提高胃肠消化功能,减少反流。还可在睡前做些简易的腹部按摩,通过腹部按摩,可促进胃肠蠕动和排空。

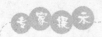

　　　　胃食管反流患者睡觉不宜右侧卧。因为右侧卧会使胃酸向食管逆流量大大多于正常情况，易导致食管反流，如持续不断，容易造成胃溃疡、胃痛及消化功能障碍。

胃食管反流病患者的饮食调摄的四点要求

　　胃食管反流病病程较长，易反复，只要及时治疗，正规治疗，可以缓解症状和治愈，但必须注意饮食的调摄，纠正不良的生活习惯。四点要求如下。

　　一要有质　即应以低脂肪、高纤维食物为主。

　　二要有量　即患者饮食以八分饱为宜。过量饮食会加重胃的负担，引起胃的消化功能障碍，使胃排空减慢。食物停留在胃中，胃内压力增高，食物更容易返流到食管，引起烧心、反酸、打嗝、胃胀等不适。

　　三要有时　即应三餐定时，晚餐时间的选择尤为重要。晚餐应安排在睡前 3～4 小时。现在人们的晚餐相对丰盛，进食量也相对较大。胃排空的时间大约是 3～4 小时，晚餐时间过晚，睡觉时胃内容物尚不能完全排空，一旦平躺，滞留于胃内的食物很容易返流入食管。因此临睡前不宜进食。

　　四要有不食　即应避免进食易引起烧心的食物。由于个体差异性的存在，不同患者对于同一种食物的反应性不同。大部分胃食管反流病患者进食过甜的食物会引起烧心，但也有个别患者烧心时食用甜点症状反而缓解。所以，患者应对容易引起烧心的食物作记录，避免再次吃相同食物引起疾病复发。

胃食管反流病患者的食疗方

方一、金芦双豆饮

原料 金钱草 30 克,鲜芦根 100 克(干品 50 克),赤豆 30 克,绿豆 30 克。

制法 金钱草、芦根加水适量,煮沸 30 分钟后,去渣取汁,入赤豆、绿豆煮熟。

用法 每日 3 次,饮汤吃豆。

功效 清热生津,治胃热呕吐。

方二、牛肉炒花椰菜

原料 花椰菜 50 克,牛肉 100 克,作料适量。

制法 将花椰菜洗净,切段,水焯;牛肉用温水焯过,切片,放碗中,加生粉、料酒、味精等调味品,拌好放置 10 分钟。炒锅放火上烧热,放入花生油,下牛肉煸炒几下,然后花椰菜同炒至熟,加盐起锅盛盘,即可。

用法 佐餐食用。

功效 健脾益气,可用于治疗脾虚气弱,内有郁热之胃痛、泛酸、嘈杂等病症。

方三、黄芪猴头乌贼汤

原料 猴头菇 150 克,鸡肉 200 克,小菜心 100 克,黄芪 30 克,乌贼骨 30 克,黄酒、味精、盐适量。

制法 将猴头菇洗净,用温水浸泡 30 分钟,削去底部的木质部分,切成大片。鸡肉用温水洗过,切成 3 厘米长,1.5 厘米宽的条方块。菜心洗净。黄芪、乌贼骨一并放砂锅内,加水浸 30 分钟,水煎取汁,药汁和药渣一并放置备用。将炒锅放旺火烧热,放菜油烧至七成熟,下葱段和姜丝煸炒出香味,下鸡块,倒入黄芪、乌贼骨及药汁,放黄酒、精盐,用武火烧沸,再用文火烧 40 分钟,然后下猴头菇再煮 20 分钟,撒上胡椒粉,搅匀。捞出鸡块放在碗的底部,再捞出猴头菇片盖在上面。汤中下小菜心,略煮一下,放味精、盐调味,倒入碗内,即可。

用法 每周服食 2 次。

功效 黄芪、乌贼骨配合有养胃作用;猴头菇、鸡肉能发挥很好的补中气、健脾胃的功效。

方四、桂圆松子仁汤

原料 桂圆 40 克,松子仁 20 克,白糖适量。

制法 将桂圆去壳后洗净,松子仁洗净,两者共入锅中,加水适量,用中火烧沸,改用文火煮 10 分钟,加白糖,10 秒钟关火,再煮沸即成。

用法 每日服食 1 次。

功效 桂圆肉能补脾益胃、养血安神、益心补气。松子仁能滋阴、熄风。两者共食,更能起到健脾养胃滋补的作用。

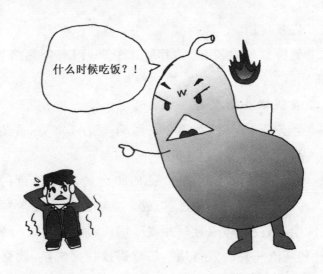

方五、香菇粥

原料　小米 50 克,香菇 50 克,盐适量。

制法　先煮小米粥,取其汤液,再与香菇同煮,熟后加盐调味即成。

用法　每日服 3 次,持续服用有效。

功效　大益胃气。适用于气虚食少,有开胃助消化之功用。

方六、猪肚红枣粳米粥

原料　猪肚 1 个,红枣 5 枚,粳米 100 克,盐适量。

制法　将猪肚洗净、切细丝,与米和红枣同煮为粥,熟烂后加盐调味即成。

用法　每日服食 1 次。

功效　健脾益气。适用于脾胃气虚、不下食、米谷不化。

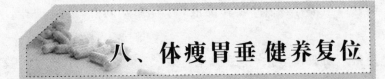

八、体瘦胃垂 健养复位

　　胃下垂多以瘦弱的中老年人更为多见。积极参加体育锻炼有助于防止胃下垂继续发展。餐前散步餐后卧也是治疗胃下垂的好方法。

🦅 胃下垂偏好瘦长体型者

　　胃下垂多由体弱、消瘦和多病所致，尤以瘦弱的中老年人更为多见。胃下垂者进食后会感到腹部胀满不适，并有下坠之感，吃得越多，症状越重，尤其是在进食流质类食物后更觉明显，并伴有恶心、嗳气、纳食少、倦怠乏力等症。虽经多项检查，但无胃肠道明显疾病。

　　胃下垂这种毛病，说轻不轻，说重不重，却让人很纠结。

　　正常腹腔内胃的位置固定主要靠3个因素：横膈的位置和膈肌的活动力；腹肌力量，腹壁脂肪层厚度的作用；邻近脏器或某些相关韧带的固定作用。

　　凡能造成膈肌位置下降的因素均可导致胃下垂，如膈肌活动力降低，腹腔压力降低，腹肌收缩力减弱，胃膈韧带、胃肝韧带、胃脾韧带、胃结肠韧带过于松弛等。

　　轻度胃下垂多无症状，中度以上胃下垂者常出现下述症状。

　　胃肠动力差，消化不良　如腹胀及上腹沉重不适。

　　腹痛　多为持续性隐痛。常于餐后发生，与进食量有关。进食量愈大,其疼痛时间愈长,且疼痛亦较重。同时疼痛与活动有关,饭后活动往往使疼痛加重。

恶心、呕吐 常于饭后活动时发作,尤其进食过多时更易出现。这是因为一次摄入较大量食物加重了胃壁韧带之牵引力而致疼痛,随之出现恶心、呕吐。

便秘 便秘多为顽固性的,其主要原因可能由于同时有横结肠下垂,使结肠肝曲与脾曲呈锐角,而致肠内容物通过缓慢。

神经精神症状 由于胃下垂的多种症状长期折磨患者,使其精神负担过重,因而产生失眠、头痛、头昏、迟钝、忧郁等神经精神症状。还可有低血压、心悸以及站立性昏厥等表现。

诊查胃下垂　权威是哪项

X线钡餐检查 此项检查为胃下垂最可靠诊断方法。胃下垂通过钡餐造影检查可见以下征象:

● 胃体明显向下、向左移位,重者几乎完全位于脊柱中线的左侧。

● 胃小弯弧线最低点在髂嵴连线以下。

● 无张力型胃其胃体呈垂直方向,体部较底部宽大,胃窦部低于幽门水平以下,蠕动无力,紧张力减退,钡餐滞留,6小时后仍有1/4～1/3残留于胃内。

● 十二指肠壶腹部受牵引,拉长,其上角尖锐,十二指肠第2段常位于幽门管后面,即向左偏移。

● 十二指肠第3段可因肠系膜动脉压迫而呈十二指肠壅滞。

超声波检查 饮水使胃腔充盈后,超声波测出胃下缘下移入盆腔。胃下垂程度以胃小弯切迹低于髂前上棘连线水平1～5厘米为轻度,6～10厘米为中度,11厘米以上为重度。

体格检查 有经验的医生对患有胃下垂的患者进行体检时可以发现：患者上腹压痛不固定，可随体位改变。某些胃下垂患者腹部触诊时可听到脐下振水声，也有少数胃下垂明显者同时有肝、右肾及结肠下垂征象。

胃下垂综合治疗方案

(1)治疗胃下垂首先要加强锻炼，增强腹肌张力，并少吃多餐，纠正不良的习惯性体位。其次是增加营养，增强腹肌的张力。并适当给以助消化剂，减轻胃负担。

(2)针对胃下垂出现的胃部胀痛、消化不良等不适症状可以对症用药。如给予多潘立酮(吗丁啉)或胃复安治疗。合并便秘者首选枸橼酸莫沙必利分散片(新络纳)。

(3)必要时可放置胃托或腹带辅助治疗。

(4)中医将胃下垂辨证分为五种类型，分别进行辨证施治。

脾虚气陷型：面色萎黄，精神倦怠，语言低微，气短乏力，食少纳差，脘腹重坠，胀满，嗳气不舒，食后加重，身体瘦弱，舌淡苔白，脉象缓弱。治以补气升陷，方用补中益气汤合枳术丸。

虚实夹饮型：脘腹坠胀不适，食后尤甚，喜暖喜按，心下悸动，水走肠间漉漉有声，恶心，呕吐清水痰涎，便溏，舌淡苔白滑。脉象沉细小滑。治以温阳化饮、和胃降逆，方用苓桂术甘汤合附子理中汤。

肝胃不和型：两胁胀而不适，脘腹胀满，呃逆，嗳气，嘈杂噫酸，善太息，苔薄腻，脉弦小。治以疏肝和胃，方用柴胡疏肝散合左金丸。

胃阴不足型：面色略红，唇红而干，脘腹胀满，灼热不适，口干苦，口渴思饮，嗳气，恶心呕吐，大便干，舌红少津，脉象细数。治以濡养胃阴,方用益胃汤。

胃络瘀滞型:胸膈痞满,脘腹胀坠,脐上刺痛,按之濡软,恶心,形体消瘦,面色晦暗,舌暗淡或有瘀斑,苔薄,脉象沉细或涩。治以疏肝养血化瘀,方用血府逐瘀汤合香砂六君子汤。

(5)针灸治疗:根据病情可选择下述治疗。

①可选内关、足三里、中脘透梁门、脾俞、胃俞、气海、章门,任选 2~3 穴,以平补平泻法,留针 20~30 分钟。如胃痛属实加期门、阳陵泉;偏虚者选脾俞、胃俞、章门;泄泻加关元;便秘加大肠俞、天枢、上巨虚。

②以补法针刺太溪穴 0.5 寸左右,以平补平泻法针刺足三里 1.5 寸左右,三阴交 1 寸左右,间隔 5 分钟行针 1 次,留针 25 分钟。1 次/天,10 次为 1 疗程。

③取穴脾俞、胃俞、中脘、足三里,用维生素 B_1 0.1 克与当归注射液 0.1 克混合液穴位注射,1 次/天,每次 3 穴,交替使用。

(6)手术治疗适用于病情严重,内科治疗无效的重度胃下垂者。

(7)另外,电兴奋疗法、按摩、推拿疗法、气功疗法以及几种疗法综合治疗,均有疗效。

胃下垂的健养处方

(1)少吃多餐,食后可做短时间平卧休息,注意减少站立和过度劳累。

(2)不可暴饮暴食,以免使胃内食物的重量增加过多,加重下垂的程度。

(3)蹲着吃饭,坚持 3~6 个月。可使胃下方的脏器对胃起垫托作用,减缓胃因重量而下垂,并使食物的大部分缓慢流入十二指

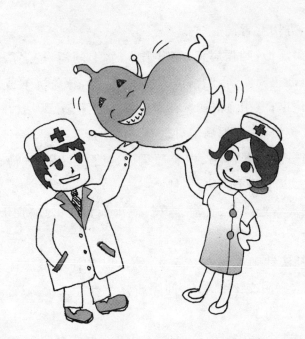

肠。需注意的是吃完后仍要继续蹲 15 分钟左右,起立时,要慢慢站起,以防晕厥。

(4)细嚼慢咽可减轻胃的负担,防止胃下垂。

(5)每日起床前和入睡前做仰卧起坐,以增强腹肌张力。

(6)常做俯卧撑,既可增强腹肌的收缩力,也可改善胃的悬垂状态。

下面再介绍十个锻炼方法,对胃下垂康复有利:

仰卧起坐 仰卧在床上,两手放在身体两侧,头向上抬,用腹肌的力量使身体坐起来,然后再躺下。如不用手扶床坐不起来,可用手稍加帮助,每天早晚各做 10～20 次。

仰卧挺胸 仰卧在床上,以头和腿支撑身体,用力将胸腹部挺起来,一起一落,每天早晚各做 10～20 次。

仰卧抬头 仰卧在床上,两手扶住头的后脑勺,头尽量往上抬,停两秒钟后落下,每天早晚各做 10～20 次。

仰卧抬臀 仰卧在床上,两手放在身体两侧,两腿屈曲,两脚掌蹬在床上,臀部尽量向上抬,停两三秒钟后放下,每天早晚各做 5～10 次。

举腿运动 仰卧位,两腿并拢,直腿举起,悬在离床 20～30 厘米高处停止不动,控腿约 10 秒钟,然后还原做第二次,早晚各做 10～20 次。

摆腿运动 取仰卧位,两腿并拢,直腿举起,在离床20～30厘米处停止不动,再慢慢地向两侧来回摆动,每天早晚各做 10～20 次。

V 字形平衡操 取坐姿,双脚上举,膝与脚尖均伸直,双臂上举,使全身保持 V 字形,坚持 30 秒钟,每天早晚各做 5～10 次。

高抬腿原地走 站在地上,两条腿轮流高抬,膝关节屈曲,大腿与身体呈直角,抬后放下,像原地踏步一样,每日走 200 步。

腹壁运动 配合呼吸运动,使腹壁一张一缩前后运动,增强腹肌的力量,使其对胃有一定的支撑力。每顿饭前做一次,每次 30～50 下。

按摩腹部 站位、坐位、仰卧位均可,用右手手掌在腹部上下左右按摩,由轻到重,由慢到快,每日按摩 2～3 分钟,以空腹时按摩效果最好。

患者可从上述的动作中选 2～3 项,每天坚持练习,即能收到较好效果。但要注意,采用运动疗法不可急于求成,需从小运动量做起。每次饭后应注意适当休息,不宜多运动,以免增加胃的负担。

胃下垂医疗体操

胃下垂患者可做以下胃下垂治疗操,缓解病情。

第1节:枕上枕头,两腿弯曲,足跟尽量靠近臀部,腹部尽量挺起呈半桥形,维持一定的时间,然后还原。做3～5分钟。

第2节:两腿并拢,直腿举起,在离床20～30厘米处停止不动10秒钟,然后还原。再做第2次。

第3节:两腿并拢,直腿举起,在离床20～30厘米处停住,再慢慢向两侧来回摆动。

第4节:俯卧,体后屈。

第5节:仰卧,两臂前举到腹,坐起,屈腿后再还原成仰卧。

此疗法需从小运动量做起,最好安排在晚饭后的1～2小时内进行,每次锻炼20～30分钟。动作节奏以中速或慢速为宜,呼吸要均匀、协调。

　　　胃下垂患者积极参加体育锻炼有助于防止胃下垂继续发展。餐前散步餐后卧也是治疗胃下垂的好方法。

胃下垂患者的饮食调理

胃下垂通过长期的饮食调理方可收到疗效。

少食多餐　由于胃下垂患者消化功能减弱,过多的食物入胃必然会滞留于胃内引起消化不良。所以,每次用餐量宜少,但次数可以增加,每日4餐为合适。进餐的类别中主食宜少,蔬菜宜多,经济条件较好者可每日喝一杯牛奶,蒸一碗蛋羹,吃几块饼干作为正餐的补充。

细嚼慢咽　胃下垂患者的胃壁张力减低,蠕动缓慢,如果狼吞虎咽,那吃下去的食物就会填在胃中。另外,口腔对食物的咀嚼过程会反射性刺激胃的蠕动,增强胃壁张力。所以,用餐速度要相对缓慢些,细嚼慢咽有利于消化吸收及增强胃蠕动和促进胃排空速度,缓解胃胀不适。

食物细软　若食物干硬或质地偏硬,如牛排、炸丸子、花生、蚕豆等,进入胃内不易消化,还可能损伤胃黏膜而促进胃炎发生。因此,平时所吃的食物应细软、清淡、易消化。主食应以软饭为佳,面条要煮透煮软,少吃又厚又硬的夹生面条;副食要剁碎炒熟,少吃生冷蔬菜。

营养均衡　胃下垂患者大多体力和肌力都很弱,加之消化吸收不好,容易产生机体营养失衡,故较正常人更易感到疲劳和精神不振。因此,患者要注意在少量多餐的基础上力求使膳食营养均衡,糖、脂肪、蛋白质三大营养物质比例适宜。其中脂肪比例偏低些。因为脂肪特别是动物脂肪在胃内排空最慢,若食脂过多,就会使得本已排空不畅的胃承受压力增加,加重食物潴留,故而要适当限制。而蛋白质食物应略有增加,如鸡肉、鱼肉、瘦猪肉、鸡蛋、牛奶、豆腐、豆奶等,将其做得细软些有利于消化吸收。通过增加蛋白质摄入,可增加体力和肌力,缓解易疲劳等症状,也可改善胃壁平滑肌的力量,促进胃壁张力提高,蠕动增强。

避免刺激性食物　刺激性强的食物如辣椒、姜、过量酒精、咖啡、可乐及浓茶等,可使胃下垂患者的反酸、烧心症状加重,影响病情改善,故而这些食物应尽量少吃少喝,有所限制。但少量饮些果酒和淡茶是有益的,有利于减缓胃下垂的发生与发展。

防止便秘　胃下垂患者的胃肠蠕动功能往往都比较缓慢,若饮食不当或饮水不足则容易发生便秘,而便秘又会加重胃下垂程度,所以,日常饮食中应多调配些水果蔬菜,因为水果蔬菜中含有较多维生素和纤维素,可促进胃肠蠕动。

烹调时，鱼肉不可过熟，因为鱼肉在半生不熟时最嫩和易消化，胃的消化负担最小。

胃下垂患者的食疗方

方一、猪肚芪皮汤

原料　猪肚1个，黄芪200克，陈皮30克，盐适量。

制法　将猪肚去脂膜，洗净，黄芪、陈皮用纱布包好放入猪肚中，用线绳扎紧，加水文火炖至猪肚熟，再加适量盐调味。

用法　趁热食肚饮汤，分4次2天食完。5只猪肚为一疗程。

功效　可补中气，健脾胃，行气滞，止疼痛，对于中气不足，脾胃虚弱之胃下垂颇有功效。

方二、猪脾枣米粥

原料　猪脾2个，大枣10枚，粳米100克，白糖适量。

制法　将猪脾洗净切片，锅中微炒，加入大枣、粳米添水煮粥，可酌加白糖调味。

用法　空腹服食，每日1次。半个月为一疗程。

功效　此粥对胃下垂引起的形体消瘦、脘腹胀满、食欲不振、倦怠乏力等有康复保健之效。

方三、莲子山药粥

原料　猪肚1个，莲子、山药各50克，糯米100克。

制法　将猪肚去除脂膜，洗净切碎，莲子、山药捣碎，和糯米同放锅内，加水文火煮粥。

用法　早、晚2次食完，隔日1剂。10天为一疗程。

功效 猪肚为补脾胃之品,山药、莲子、糯米补中益气而养胃阴。脾胃得补,则中气健旺,下垂的脏器即可回复。

方四、羊骨粥

原料 羊脊骨1具,粳米200克,葱白15克,盐适量。

制法 取羊脊骨捣碎,与清水2500毫升文火煎煮约60分钟,去骨,放入粳米,共煨粥,可酌加葱白煮熟,放盐调味即成。

用法 每日晨空腹服。

功效 适用于体虚、胃下垂、食欲不振者。

方五、兔肉炖山药

原料 兔肉100克,山药250克,食盐、黄酒、姜末适量。

制法 山药洗净、去皮、切块,取兔肉洗净,切块,入碗内,酌加食盐、黄酒、姜末,再加入山药块,入屉后隔水炖熟即成。

用法 佐餐食用。

功效 适用于胃下垂内热盛者。

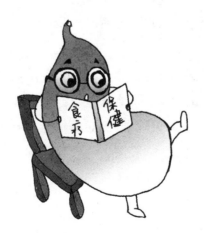

方六、核桃炖蚕蛹

原料 核桃仁100克～150克,蚕蛹50克。

制法 取核桃仁和略炒过的蚕蛹,共置碗内,入屉,隔水炖熟。

用法 隔日服食 1 次。

功效 健脾益气。

方七、甘薯煮番茄

原料 红色甘薯 200 克,白糖和番茄酱各适量。

制法 取红色甘薯洗净切片,入屉蒸熟后装盘;另取一锅,放入少许清水,烧沸后加入白糖和番茄酱各适量,再沸后浇在甘薯片上即成。

用法 分顿服食。

功效 补中益气,适于胃下垂体虚乏力者。胃酸多者不宜。

方八、人参炖猪蹄

原料 猪后蹄 1 只,人参 15 克,葱、姜、盐各适量。

制法 猪后蹄刮洗干净,与人参、葱、姜、盐、清水 1000 毫升共置砂锅中,中火煨至烂熟,调味服食。

用法 每周服食 2 次。

功效 适用于体虚、胃下垂者。

方九、鸡肝粥

原料 雄乌鸡肝 1 具,粳米 50 克,生姜末、盐适量。

制法 粳米洗净,加入清水 1000 毫升煮粥。粥煮沸后放入切碎的乌鸡肝、生姜末,文火炖煮,熟烂后加盐调味即成。

用法 每日服 1 次,空腹服。

功效 可补脾养肝、益筋生气。

方十、鲫鱼黄芪汤

原料 鲫鱼 1 尾,黄芪 40 克,炒枳壳 15 克,盐适量。

制法 鲫鱼洗净去杂,与黄芪、炒枳壳加水共煨汤,最后放盐调味即成。

用法 日服 2 次,吃鱼饮汤。

功效 可补中益气。用治胃下垂。

方十一、龟肉汤

原料 龟肉 250 克,炒枳壳 20 克,食盐少许。

制法 取乌龟肉和炒枳壳共煨汤。汤成后去药放盐调味。

用法 食肉饮汤。

功效 用治胃下垂症。

方十二、山楂炒肉丁

原料 鲜山楂 12 克,陈皮、枳壳各 9 克、生姜 6 克,瘦猪肉丁 60 克,盐适量。

制法 鲜山楂、陈皮、枳壳、生姜、瘦猪肉丁入锅中共炒,熟后放盐调味即成。

用法 食肉,每日 1 次。

功效 可疏肝理气,健脾和中。

方十三、芪豆羊肝汤

原料 黄芪 15 克,黑豆 50 克,羊肝 1 具,盐适量。

制法 黄芪以布包好,与黑豆、洗净的羊肝,共炖至羊肝烂熟,去黄芪,羊肝切片后再入汤中,酌加食盐略煮即可。

用法 一日内 2 次分服,连服 5～7 日。

功效 可温中散寒、益气升提。用治脾胃虚寒、胃下垂。

方十四、鳝鱼大蒜汤

原料 黄鳝 2 条,蒜 1 头,黄酒 100 毫升,盐适量。

制法 黄鳝去肠洗净,与蒜加水共煮,黄鳝将熟时加入黄酒,稍煮放盐调味即成。

用法 佐餐食用。

功效 可健胃行气。

方十五、参桔养胃粥

原料 党参 15 克,桔红 6 克,粳米 100 克,猪脾 1 个,生姜、葱白各适量。

制法 将党参、桔红洗净,水煎取汁。再取粳米洗净,猪脾洗净切片后,共入药汁中,再加入生姜、葱白、清水各适量,煨炖至猪脾熟时即可。

用法 每日 1 次,空腹服食。

功效 用治胃下垂,症见脘腹胀满、消化不良、食欲不振、倦怠消瘦。

方十六、肚脾粥

原料 粳米 100 克,猪肚 400 克,猪脾 300 克,盐适量。

制法 将猪脾、猪肚洗净,切细丝,与米同煮为粥。粥成后放盐调味即成。

用法 空腹食用。

功效 健脾益气。适用于脾胃气虚、不下食、水谷不化。

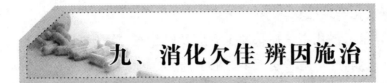

九、消化欠佳 辨因施治

消化不良主要分为功能性和器质性两种。出现不适症状后应及时检查,首先要确认是否伴随其他疾病,弄清楚了病因再对症下药,方能事半功倍。

动力障碍引发消化不良

所谓消化不良通俗地讲就是胃失去了活力,这是由胃动力障碍所引起的疾病。

消化不良表现为断断续续地有上腹部不适或疼痛、饱胀、烧心(反酸)、嗳气等。常因胸闷、早饱感、腹胀等不适而不愿进食或尽量少进食,夜里也不易安睡,睡后常有恶梦。到医院检查,除胃镜下能见到轻型胃炎外,其他检查多正常。

消化不良主要分为功能性消化不良和器质性消化不良。

功能性消化不良 凡具有上述消化不良症状,而无确切的器质性疾病可解释者,称为功能性消化不良。此类消化不良发生率最高,大部分人都有经历。发病原因主要与精神心理因素有关,如情绪波动、失眠状态、烟酒刺激等。精神不愉快、长期闷闷不乐或突然受到猛烈的刺激等均可引起该病。有时食物稍粗糙或生冷及食物过多过油腻时也可诱发。

器质性消化不良 器质性消化不良则是由某器官病变引起消化不良症状,如肝病、胆道疾病、胰腺疾病、糖尿病、原发性神经性厌食、胃切除术、胆囊切除术等。对于这些病引起的消化不良,治疗的时候主要针对病因治疗,辅助补充消化酶或者改善胃动力来缓解消化不良症状。

所以,消化不良症状发生后应及时检查,首先要确认是否伴随其他疾病,弄清楚了病因再对症下药,方能事半功倍。

 ## 消化疑不良 检查来帮忙

怀疑消化不良应该首先做 B 超及胃镜检查。

若病情需要还可以考虑其他影像学检查,包括 X 线检查、电子计算机 X 射线断层扫描(CT)、核磁共振(MRI)等。做这些检查的意义在于排除器质性疾病,有利于与胃及十二指肠球部溃疡、食管炎、肝病、胆囊疾病、胰腺疾病和肿瘤等器质性病变鉴别,以免贻误治疗时机。

此外,X 线检查、核磁共振(MRI)成像技术在一定程度上还可以反映不同时间的胃排空率。

胃排空测定技术检查对病情诊断有一定帮助。核素扫描被认为是测定胃排空的金标准,25%～50%消化不良患者胃半排空时间延长,主要是对固体食物半排空时间延长。

粪便中脂肪测定对诊断消化不良有一定的参考价值。

 ## 消化不良的治疗用药

器质性消化不良的患者应查明引发消化不良的原因,积极治疗,消除原发病灶,恢复消化功能。

功能性消化不良患者在饮食中应避免油腻及刺激性食物,戒烟,戒酒,养成良好的生活习惯、避免暴饮暴食及睡前进食过量;可采取少食多餐的方法;加强体育锻炼;要特别注意保持愉快的心情。

西医治疗消化不良常用下述药物：

多潘立酮（吗丁啉）或枸橼酸莫沙必利分散片（新络纳） 能消除消化不良的各种症状。用于治疗消化不良、胃胀、嗳气、恶心、呕吐；

复方消化酶 能促进消化吸收，消除腹部胀满感；

胰酶（又称胰液素、胰酶素） 在中性或弱酸性环境中可促进蛋白质、淀粉及脂肪的消化。可用于消化不良、食欲不振，以及肝、胰腺疾病引起的消化障碍；

胃蛋白酶 能在胃酸参与下使凝固的蛋白质分解，用于消化功能减退引起的消化不良；

多酶片 由胰酶与胃蛋白酶组成，用于消化不良、食欲缺乏。

胆汁在消化过程中是不可缺少的，它能与消化酶互相协同，起到良好的消化作用。

消化不良的中医辨证论治

下面是中医就消化不良进行的辨证论治。

1. 实证

邪热内结 治宜清热消痞。代表方泻心汤。

饮食积滞 治宜消食导滞，和胃降逆。代表方保和丸合平胃散。

痰湿内阻 治宜燥湿化痰，理气和中。代表方平胃二陈汤。

肝郁气滞　治宜疏肝解郁,理气消痞。代表方越鞠丸。

中成药:

- 加味保和丸　消食导滞,利湿和胃。
- 越鞠保和丸　解郁舒气,和胃消食。
- 左金丸　泻肝清胃,治肝胃热郁,泛酸灼热。
- 枳术丸　健脾化食,行气消痞,治脾虚气滞食积,胃胀胃痛。
- 平胃散　燥湿运脾,宽胸消胀,治湿浊中阻,胸满腹胀。

2. **虚证**

治宜健脾理气。代表方香砂六君子汤。

中成药:

- 香砂六君子丸　益气健脾,理气和胃,治脾虚气滞,胃部胀痛。
- 香砂养胃丸　健脾祛湿,和胃畅中,消胀除满。

✚ 消化不良的疗养方法

☆ **检测胃酸**　缺乏胃酸是造成消化不良的直接原因,可以做一个胃酸自我测试。服用一汤匙的苹果醋或柠檬汁。如果这样做使胃灼热消失,那么你需要更多的胃酸(可于正餐时,饮纯的苹果汁加水)。如果这么做使症状更严重,则表示你的胃酸过量,勿再服用含酸的消化酶。

☆ **纠正不良饮食习惯和不良嗜好**　保持饮食均衡并保证食物中富含纤维素,例如新鲜水果、蔬菜及全麦等谷类。需细嚼慢咽,勿狼吞虎咽。

☆ **应避免食用的食物**　避免精制的糖类、面包、蛋糕、通心粉、乳制品、咖啡、柳橙类水果、番茄、青椒、碳酸饮料、土豆片、油炸食物、辛辣食物、红肉、豆类。减少盐的摄取量。膨化食品、油炸食物及乳制品会刺激胃黏膜分泌过量,导致蛋白质消化不良。节制花生、扁豆及大豆的用量,因它们含有一种消化酶抑制剂。

　　☆ **注意食物的搭配**　蛋白质与淀粉、蔬菜与水果不是有益的搭配,牛奶最好不要与三餐同用,糖与蛋白质或淀粉合用也不利于消化。米汤及大麦清粥对胀气、排气及胃灼热等毛病有效。

　　☆ **经常运动**　快走及做体操均有益于改善胃的消化功能。

　　☆ **心理护理**　保持良好的精神状态和情绪稳定。暗示治疗对部分患者是必要的,对一些伴有忧郁症的患者可以适当服用抗抑郁药物。

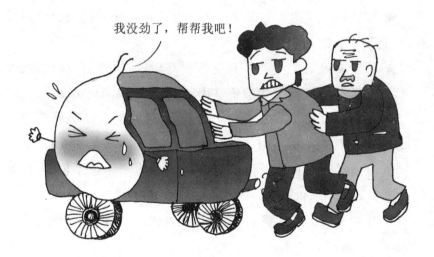

　　☆ **穴位按摩**　"肚腹三里留"是指消化系统的疾病均可以通过刺激足三里穴进行防治。此外,百姓还有句俗话说"身体若要安,三里常不干。"现代研究发现,按揉足三里穴能使胃肠功能明显增强,促进营养物质吸收,同时可有效提高机体的免疫功能。因此,足三里是全身重要的强壮穴。

消化不良患者的饮食策略

易发生消化不良的患者要注重日常饮食策略,减少诱发本症的因素。具体做法是要注重以下十个方面:

★ 油炸食物要少吃 油炸食品不易消化,易增加胃的负担,诱发本症,同时还易造成肥胖、高血脂等问题,不利于健康;

★ 腌制食物要少吃 腌制食物多靠盐浸泡,对胃功能有害,某些腌制食物还含有可致癌的成分,多吃有害;

★ 生冷刺激食物要少吃 刺激性食物、生冷食物对胃肠黏膜有一定的伤害,常吃会导致胃炎,进而诱发消化不良;

★ 饮食要有规律 有规律的进食可以让胃肠消化液分泌形成规律,有助于食物的消化;

★ 用餐要定时定量 平日吃饭很有规律,但突然一次大吃大喝,就会使胃肠分泌的消化液不够用,自然会造成消化不良;

★ 食物温度要正好 食物太凉或者太烫,对胃肠黏膜都有伤害,最好是在食物不烫不凉、温热的时候进餐;

★ 细嚼慢咽 食物咀嚼得越充分,胃肠道消化起来越容易,发生消化不良的几率也越低;

★ 饮水要看时间 餐后饮水,会稀释胃液,降低胃消化食物的功能,所以,最好在餐前一小时饮水;

★ 保暖防寒 胃部受凉极易发生胀气、胃功能受损等问题,为了避免出现消化不良的问题,一定要注意给胃部保暖;

★ 愉快进餐少说话 进餐时应保持轻松愉快的心情,不要讨论问题或争吵,以免影响消化液的分泌和胃肠蠕动功能。

许多人认为饭后吃点水果是现代生活的最佳搭配，其实饭后马上吃水果会影响消化功能，特别是老年人，长期饭后吃水果易致便秘。建议成年人最好在每顿饭前吃水果（柿子等不宜在饭前吃的水果除外）；儿童正处于长身体时期，部分妇女属于中医讲的"脾胃虚寒"体质，不宜或不适应饭前吃水果，这部分人群可在两顿饭之间加食一次水果，而不要在饭后立即吃水果。

 ## 消化不良患者的食疗方

方一、芝麻栗子糕

原料　栗子(鲜)50克，芝麻10克，糯米粉50克，莲子20克，白砂糖适量。

制法　将栗子洗净，去壳和衣捣成泥。将去心干莲子洗净，放入高压锅内，加适量水，煮烂后捞出，搅烂。将芝麻(宜选用黑芝麻)中的杂质洗净，捣成末。将栗子泥、糯米粉放入盆内，加入糖、芝麻末和莲子泥充分搅拌均匀。笼屉内垫上湿屉布，放入拌匀的栗子米粉，轻轻抹平，戳几个孔，盖上盖儿，放在沸水锅上用旺火蒸25分钟，熟后端下晾凉。将凉透的栗子糕扣在干净的案板上，先切成长条，再切成1.5厘米厚的薄片码在盘内，即可。

用法　当点心食用。

功效　健脾开胃，治疗消化不良。

方二、甜菊金枣酱

原料　金枣(又称金橘)10个，甜菊30克，麦芽糖适量。

制法 金枣洗净,沥干水分,对切后将籽剔除,放入果汁机中打碎备用;将水放入锅中煮沸,加入甜菊煮 10 分钟,至水剩一半量;捞出甜菊,再加入麦芽糖拌煮至溶化;加入金枣碎末用小火继续煮;熬煮时要时常用木勺搅拌,以避免烧焦,且在煮的过程中要经常将浮沫捞除;用小火慢慢煮至汁液变浓稠状即可熄火。装瓶、放凉后冷藏保存。

用法 每日服食 1 次。

功效 健脾开胃,治疗消化不良。

方三、白萝卜汁

原料 新鲜白萝卜 1000 克。

制法 将白萝卜洗净切片,用榨汁机榨汁即成。

用法 每日可温服 2 次。

功效 可治嗳气、食欲不振等消化不良症状。

方四、苦瓜炒青椒

原料 苦瓜 250 克,青椒 2 枚,葱一段,植物油少许。

制法 将苦瓜、青椒切丝,与油、葱同炒,放入食盐即可。

用法 佐餐食用。

功效 治疗食欲不振。

方五、茶叶粥

原料 粳米 100 克,陈茶叶 10 克。

制法 先用茶叶煮汁去渣,入粳米同煮成稀粥即可。

用法 每日服食 1 次。

功效 健脾养胃。

方六、参豆淮山饮

原料 扁豆 15 克,党参 30 克,淮山 30 克,薏米 30 克,砂仁 3 克。

制法 将原料放入锅中用水煎即成。

用法 每日饮用 1 次。

功效 治脾虚消化不良。有健脾、强胃作用,适用于脾胃虚弱,食欲不振等症。

方七、柚子蒸鸡

原料 公鸡一只,柚子(隔年陈者为佳)一只,盐适量。

制法 公鸡去毛及内脏,柚子去皮留肉,塞入鸡腹内,隔水蒸熟,加食盐调味即成。

用法 每周食用 1 次。

功效 有健脾消食作用。适用于消化不良,食欲不振等症。

方八、胡萝卜粥

原料 胡萝卜 250 克,粳米 100 克,油和盐适量。

制法 胡萝卜洗净切片,与粳米同放锅共煮粥。煮熟后可加适量油、盐调味即成。

用法 早餐食用。

功效 有补脾健胃,助消化作用。适用于脾胃虚弱或老年人的食欲不振、消化不良等症。

方九、鲤鱼汤

原料 鲤鱼 250 克,胡椒、生姜、鸡内金、荸荠、盐等少许。

制法 将鲤鱼剖洗干净,加胡椒、生姜、鸡内金、荸荠等少许共炖汤。汤成后放盐调味即成。

用法 每日服食 1 次。

功效 治胃痛、消化不良。

方十、蘑菇鸡汤

原料 鲜蘑菇 150 克,黄芪 30 克,鸡 1 只(约 500～600 克),生姜、盐适量。

制法 将鸡去毛及内脏,切块,下油起锅炒香。用料(除蘑菇外)放入锅内,加清水适量,武火煮沸后,文火煲 2 小时汤成,去黄芪,放入鲜蘑菇煮熟,后放盐调味。

用法 佐餐食用,常服食。

功效 治脾胃虚弱、饮食减少、消化不良。

方十一、乌鸡药膳汤

原料 乌骨鸡一只,党参 30 克,茯苓、白术各 15 克,蔻仁、生姜各 10 克,砂仁 4 克,盐适量。

制法 乌骨鸡宰杀时从肛门处开口取出内脏,将党参、茯苓、白术、蔻仁、生姜、砂仁塞于鸡腹内,缝合切口,放入砂锅内,加水炖煮。煮熟后去药放盐调味。

用法 吃肉喝汤。

功效 适用于脾虚泄泻、消化不良等症。

方十二、高粱羊肉粥

原料 羊肉 100 克,高粱米 100 克,油、盐适量。

制法 羊肉切片,与高粱米同煮粥,加入适量油、盐调味即成。

用法 每日食用 1 次。

功效 可治脾胃虚弱所致的消化不良。

方十三、 消食化滞粥

原料 鸡内金 6 个,干橘皮 3 克,砂仁 2 克,粳米 50 克,白糖适量。

制法 鸡内金、橘皮、砂仁研末备用;粳米加水适量煮粥,粥将成时入药粉末,加白糖适量调味。

用法 分次温食。

功效 消食化滞,理气和胃。

方十四、红枣益脾糕

原料 干姜 1 克,红枣 30 克,鸡内金 10 克,面粉 500 克,白糖 300 克,发面适量(用酵母发面)。

制法 将干姜、红枣、鸡内金放入锅内,用武火烧沸后,转用文火煮 20 分钟,去渣留汁。再将面粉、白糖、酵母放入盆内,加药汁,清水适量,揉成面团。待面团发酵后,做成糕坯。将糕坯上笼用武火蒸 20 分钟即成。

用法 每日 1 次,作早餐食用。

功效 有健脾益胃的功效。

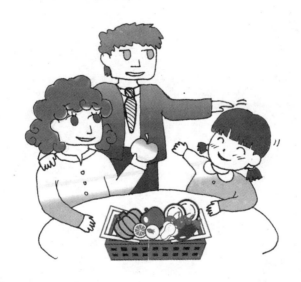

方十五、山楂核桃茶

原料 核桃仁 150 克,白糖 200 克,山楂 50 克。

制法 核桃仁用水浸泡 30 分钟,洗净后,再加少许清水,磨成浆,越细越好,装入盆内,再加适量的清水稀释调匀待用(约 200 克);山楂用水冲洗干净,山楂要拍破放入锅内,加清水适量,用中火煎熬成汁,去渣留汁约 1000 克。再将山楂汁倒入锅内,加白糖搅匀，待溶化后，再将核桃浆缓缓倒入锅内，边倒边搅匀，烧至茶微沸，出锅装碗即成。

用法 代茶饮。

功效 有活血消食，健脾养胃的作用。

十、秋果美食 食柿有节

吃柿子要讲究方法：空腹不能吃柿子。注意柿子皮不能吃，未成熟的柿子不能吃。还要注意柿子不要与含高蛋白的蟹、鱼、虾等食品一起吃。每次吃柿子不宜多。

✚ 胃内为什么也会长结石

大家经常听说胆结石、肾结石，那么，听说过胃结石吗？

胃结石是由于食入的某种动植物组织成分、毛发或某些矿物质在胃内不被消化，凝结成块而形成的，常见者多为柿子、黑枣、山楂等食物。

人在空腹时一次性大量食入柿子后，由于柿子中的鞣质与胃酸作用生成沉淀物，并与果胶、食物残渣等胶合在一起而形成不溶于水也不能被消化的团状凝块，即胃柿结石。形成的结石可以是单个的，也可以是多发的，结石可由小变大，从枣子大至鹅蛋大，甚至更大。

一般来说，小而光滑的胃结石可能不产生症状，并随胃肠蠕动，经由粪便排出体外；但大而粗糙的胃结石则可引发上腹饱胀、反胃、口臭、恶心呕吐及上腹痛，甚至消化道出血，这种病症就叫做胃柿石症。这是由于结石刺激胃黏膜，引起炎症、糜烂、溃疡、胃出血的缘故，严重时甚至可造成胃穿孔、腹膜炎，或者较大的胃柿石排入肠道内堵塞肠腔而发生肠梗阻。

本病在产柿地区和柿熟季节的发病率较高。未成熟柿子的鞣质含量较高,因此食入不成熟柿子更容易患胃柿石症。

胃柿石的发病分急性和慢性两种。急性型在大量吃柿子后半个小时就可出现症状,上腹部有沉坠、胀满感,恶心、呕吐,呕吐物中有碎柿块,也可呕血;在柿石的刺激下,还可产生类似胃炎、胃溃疡和胃功能紊乱的症状。病程超过六个月才为慢性型,慢性型的症状与溃疡或慢性胃炎相似,如食欲不振、消化不良、上腹疼痛、反酸烧心等。柿石较大的患者,在上腹部可摸到肿块。

中医认为胃柿石症是由于饮食不节,贪食柿子,导致宿食内停,食滞于胃,从而引起胃纳失常,升降失调。若症见胃脘胀满疼痛、纳食不香、嗳气吞酸、恶心呕吐或腹泻,呕吐物或大便有不消化的酸腐味道。

在柿子或黑枣中含有一种称为鞣质的东西,未成熟的柿子中,其含量很高。人们吃生柿时,舌有发涩的感觉,就是鞣质在作怪。

四条途径洞悉胃结石

胃镜检查 胃镜下可直视观察胃内结石的形态、性状等。植物性胃石因结块成分不同,可呈黄色、棕色、褐色或绿色,常为圆形、椭圆形的单个或多个游离团块。头发等形成的毛胃石一般为黑色或棕褐色,呈"J"形或肾形,可充满胃体或伸入十二指肠。胃镜还可了解胃部有无合并胃炎、溃疡病等其他征象,必要时还可钳取结石块成分或有并发症的胃组织进行分析。因此,怀疑胃结石者

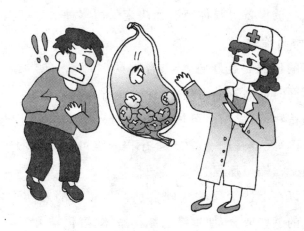

应把胃镜检查作为首选的诊断手段。

　　B超检查　B超检查对胃结石诊断有一定帮助。通常嘱患者饮水 500～1000 毫升,坐位或半卧位检查,可见到胃内有界限清晰的强回声团块影像,浮于水上层,并可随体位变化或胃的蠕动而改变位置。

　　X线检查　X线钡餐透视或气钡双重造影可发现钡剂在胃内产生分流现象,并显示浮于钡剂上层游离性、团块状、圆形或椭圆形充盈缺损区,而胃黏膜结构光滑完整,胃壁柔软。当胃内钡剂排空后仍可见团块影上有条索状、网状或片状钡斑黏附。按压团块阴影无明显压痛,并可随力度而改变轮廓形态及位置,提示结块有一定压缩性、游走性。

　　实验室检查　患有胃结石的部分患者可呈小细胞低色素性贫血。部分患者粪便潜血试验阳性,初期粪便中可见到柿皮样物。胃液分析显示胃游离酸较正常人增高。

消石祛病显神威

　　治疗胃结石的方法颇多,可以根据胃结石的性质、患者的身体状况和医院的设备等具体情况而决定采用哪种治疗措施。

1. 西药治疗

用药的目的是为了改变患者胃的内环境,使胃结石松软、溶解、变小,同时提高胃动力功能,促进结石自然排出。

若为植物性胃结石,可用碳酸氢钠治疗,口服常用量为每次3～4克,3次/天,7～10天为1个疗程。也可同时加服等量的发泡剂,加强疗效,缩短疗程。

还可以在上述治疗的基础上加用胃蛋白酶或胰蛋白酶,以消化胃结石的某些成分,使胃结石结构解体、溶化排出。

对胃运动功能欠佳患者,可用甲氧氯普胺(胃复安)、多潘立酮(吗丁啉)或枸橼酸莫沙必利分散片(新络纳),促进胃蠕动以利排石。

2. 中医药治疗

中医认为胃结石发病机制属于食积不化、蕴结于胃,故以消积化滞、软坚散结、和胃健脾、行气活血之法,常使用散结排石汤。

组方主要药物为厚朴、积实、神曲、麦芽、鸡内金、槟榔、三棱、莪术、桃仁、丹参等,水煎服,2～3次/天,连服5～7天,并随证酌情加减。

无论是西药或中药治疗,用药时间应在3餐之间或空腹服用,有利于药物与胃结石充分作用,提高治疗效果。

3. 胃镜下碎石

胃镜下用活检钳咬割、钳切、捣击、穿刺破坏胃石包膜或外壳,并反复用水冲洗干净;也可利用胃镜手术刀反复剪断胃石包膜和结块;或在胃镜下用钢丝圈套器,套切石体,再用兜抓钳将结石抓成碎块,让其自然排出。近年来胃镜下激光引爆碎石、胃镜下微波碎石已成为治疗胃结石有效的新途径。

如果胃结石患者没有合并胃炎、溃疡病等,碎石后不需特殊处理,建议进食少渣饮食3天,1周后复查;若合并胃炎、溃疡病者,则给予抗生素、胃黏膜保护剂及质子泵抑制剂或组胺H_2受体拮抗药等相应治疗。

4. 外科手术治疗

胃结石较大、坚硬难溶,经内科治疗、胃镜下碎石、微波或冲击波等治疗未能奏效,或并发较严重胃溃疡、出血、穿孔或梗阻者,以采用外科手术治疗为宜。

 ## 防治胃结石的保健策略

☆ **多活动** 不爱活动的人容易使钙质淤积在血液中。运动帮助钙质流向它所属的骨头。勿整天坐等结石的形成,应该到户外多走走或做些运动。

☆ **多喝水** 结石的预防之道是提高水分的摄取量。水能防止高浓度的盐类及矿物质聚积成结石。合适的饮水量是达到一天排2升的尿液,就算足够。如果一整天都在烈日下工作,则需要增加喝水量。

☆ **补充维生素** 多吃富含维生素的食物。如加食糙米,可以防止胃结石发生。维生素A是维持胃黏膜健康所必需的物质。富含维生素A的食物有胡萝卜、绿花椰菜、杏果、香瓜、南瓜、牛肝、猪肝等。

☆ **控制钙的摄取量** 注意钙质的摄取。服用钙片前要咨询医师是否有必要。其次是检查每天高钙食物的摄取量,包括牛奶、干酪、奶油及其他乳制品等,合理调整膳食结构。

☆ **少吃富含草酸盐的食物** 应限量摄取富含草酸的食物,包括豆类、甜菜、芹菜、青椒、香菜、菠菜、葡萄、草莓等。尽量避免食用酒精、咖啡、茶、巧克力、无花果干、羊肉、红茶等。不要空腹吃红枣和柿子。

☆ **少吃盐，夏天多吃西瓜**　将每日的盐分摄取量减至 2～3 克。这样对胃结石的治疗最为有益。夏天要经常吃西瓜，且要单独吃，不与其他食物并用。

☆ **补充多种矿物质和微量元素**　多食黑木耳，黑木耳中富含多种矿物质和微量元素，能对结石产生化学反应，使结石剥脱、分化、溶解，排出体外。

☆ **限量摄入糖类**　高糖食品的摄入可以使患胃结石的机会增加，因此，要注意少吃甜食。

✚ 胃结石术后饮食调养事宜

胃结石手术后应该注意以下几点。

（1）胃结石手术后当天禁食，待到肠蠕动恢复，肛门排气后可以拔除胃管，可少量饮水，每次 4～5 汤匙，2 小时一次。如无不适反应，次日可给适量清淡流质饮食，50～80 毫升/次。第三天可以给予全量流质，每次 100～150 毫升，每日 6～7 餐。

此阶段饮食要求为：食物无刺激性，呈液性，少食多餐，每 2～3 小时进食一次，宜选不易胀气、不过甜的食物，如鸡蛋汤、米汤、菜汤、藕粉等。餐后宜平卧 20～30 分钟。

（2）若术后恢复正常，术后两周后可进食低脂半流质饮食，如稀饭、面条、馄饨等，每日 5～6 餐。

此阶段饮食要求为：半流质状饮食。其蛋白质含量达到正常需要量。纤维含量极少。少量多餐。

（3）患者出院后可进食软饭。主食与配菜宜选营养丰富，易消化食物，忌食生冷、油煎、酸辣等刺激性易胀气的食物。

此阶段饮食要求为：患者应细嚼慢咽，多食新鲜蔬菜水果，不吃高脂食物、腌制品。适量补充铁剂。禁忌烟酒。饮食有规律。

（4）术后 3～6 个月后可根据身体情况逐渐恢复到普通饮食。

此阶段饮食要求为：饮食以自我感觉无不适，饮食内容以低渣、温和、易消化为原则。少食多餐。并避免过甜、过咸、过浓饮食，如进食后出现恶心、胃胀等症状，应暂停进食。

胃结石患者的食疗方

（1）南瓜子 20 克去壳取仁，捣烂成泥，加白糖适量搅拌，早、晚空腹用温开水冲服。

（2）胡桃仁 100 克，大米 200 克，加水煮稀粥食用。

（3）鲜杨桃 5 个切成块，加清水 5 碗煎至 3 碗，冲入蜂蜜饮用。

（4）荸荠茎 30～60 克，煎汤代茶饮。

（5）鲜葫芦捣烂后取其汁，调以蜂蜜，每次服半杯，每日 2 次。

（6）向日葵梗心 100 厘米，剪成 3 厘米长的小段，水煎服，每日 1 次，连服 1 个月。

（7）生藕节 500 克，冬瓜 1000 克，洗净切片，加水适量煮汤，一天服完。

（8）冰糖 120 克，香油炸核桃仁 120 克，共研细末，每次服 60 克，每日服 4 次，开水送下，可软化结石。

（9）粳米、赤豆各 50 克，鸡内金 20 克研粉。粳米、赤豆加水煮粥，熟时拌入鸡内金粉，加适量白糖。每日 2 次食用。

（10）每天服食乌梅 5 枚或生核桃仁 100 克，同时多饮水，对磷酸盐结石有防治作用。

特别提醒：西红柿、橘子、山楂、杏仁、柚子、青枣等都不能空腹吃。因为西红柿中含果胶、可溶性收敛剂等，如果空腹吃，就会与胃酸相结合而使胃内压力升高引起胀痛;橘子中含大量糖分和有机酸,空腹食之则易产生胃胀、呃酸;山楂味酸,空腹食之则容易胃痛;杏子不能空腹吃,也不能在吃了肉类和淀粉食物后吃,这有可能引起胃肠功能紊乱。

会吃柿子，不长柿石

吃柿子要讲究方法,注意"柿"可而止,并注意以下几点就能够成功规避胃结石的风险了。

不要吃未成熟的柿子 因为鞣酸在未成熟柿子中含量高达25％左右,而成熟的柿子只含1％。

空腹时不能吃柿子 因柿子含有较多的鞣酸及果胶,在空腹情况下它们会在胃酸的作用下形成大小不等的硬块,愈积愈大,容易造成消化道梗阻。如果胃里"有底"的话,就可避免胃柿石的形成。

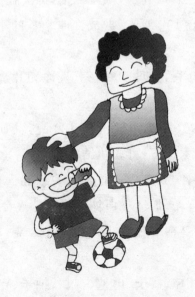

不能吃柿子皮 有的人感到吃柿子的同时咀嚼柿子皮比单吃柿子更有味道,其实这种吃法是不科学的。因为柿子中的鞣酸绝大多数集中在皮中,在柿子脱涩时,不可能将其中的鞣酸全部脱尽,如果连皮一起吃更容易形成胃柿石,尤其是脱涩工艺不完善时,其皮中含的鞣酸更多。

柿子不要与含高蛋白的蟹、鱼、虾等食品一起吃 中医认为:螃蟹与柿子都属寒性食物,故而不能同食。从现代医学的角度来看,蟹、鱼、虾中的蛋白质在鞣酸的作用下很易凝固成块,即胃柿石。

要控制每次吃柿量 柿子中的鞣酸能与食物中的钙、锌、镁、铁等矿物质形成不能被人体吸收的化合物,使这些营养素不能被利用,故而多吃柿子容易导致这些矿物质缺乏。又因为柿子中含糖较多,所以人们吃柿子比吃同样数量的苹果、梨更有饱腹感,从而会影响食欲,并减少正餐食物的摄入。一般认为,在非空腹的情况下,每次吃柿子以不超过 200 克为宜。

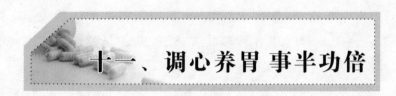

十一、调心养胃 事半功倍

　　胃病与心情有很大的关系,尤其是胃溃疡与人们平时的心理状态变化有着极其密切的联系。人在精神极度紧张、焦虑或者情绪波动很大的时候容易发生应激性胃溃疡。

✚ 胃健康离不开好心情

　　现代人们在这个快速发展的社会中生活会明显地感觉到来自各方面的压力,要生活、要工作、要奋斗、要成功,于是工作紧张、家庭纠纷、事业失败等困难也就会接踵而来。

　　如果这些问题经常出现而又不能得到有效的解决,人就会处于一种紧张、忧愁、恐惧等精神应激的状态下。

　　长期处于这种状态会使人的大脑皮层兴奋与抑制过程失调,导致大脑皮质功能障碍和迷走神经兴奋性过度增高,促进胃酸分泌增加,局部血液循环出现障碍,从而削弱了黏膜的防御机能,使胃黏膜受到损害,胃肠功能出现紊乱,从而导致胃病发生。

　　中医对于胃病与心情的关系也曾给予确认。中医认为胃病的发病与情志失调有密切关系,情志致病伤及脏腑主要是因为影响气机,使脏腑气机紊乱而功能活动失调,从而产生疾病。这说明,情志的异常变化可以导致人体气机紊乱而百病丛生。所以情志不畅、精神抑郁,就会引起胃病。

　　既然我们知道了心情对胃病可以产生极大的影响,那么在治疗胃病的过程中,心理的治疗也就变得比较重要了。如果在用药物治疗胃病的同时,可以让患者配合并接受心理调适,那么胃病康复的可能性就会大大增加。

比如让胃病患者处于舒适的环境中,保持精神放松状态,使心情舒畅,情绪松弛,这样就会使气机平和顺畅,胃黏膜的血流量增加,从而增强胃的抵抗能力,胃病的康复也自然就快了。

还有,每天争取睡个午觉,或者是晚上 8 点就带着一本好书窝到床上阅读 1 小时后关灯睡觉,这比无数个泡泡浴或按摩都要更有益于人的情绪和心灵健康。

胃是情绪变化的"晴雨表"

日常生活中人们常有这样的体会:当情绪低落、精神萎靡时,常常茶饭不思;而情绪高涨、心情愉快时,食欲大增。事实上,胃功能的改变是人体情绪变化的"晴雨表"。

人的情绪变化是如何影响胃功能的呢?动物试验发现:当猫面对着咆哮的狗时,胃肠道运动就停止了,胃酸分泌也会发生明显变化。说明情绪变化对胃的影响非常大。长期处在惶恐不安的情绪中,胃就会生病。

工作及生活中常常发现,某些突发事件、家庭和工作单位人际关系的紧张、工作压力增加等会导致疲劳、焦虑和心情抑郁,可使胃溃疡、胃癌的发生率明显升高。

在苏联卫国战争时期的斯大林格勒保卫战时,胃溃疡病的发生率明显增加就是一个很好的例子。功能性消化不良患者的发病也常常与情绪变化有关。

神经性呕吐也说明情绪变化会影响胃功能。很多女性为了追求身体苗条而盲目节食,最终导致厌食、进食后呕吐、便秘、体重减轻,甚至闭经。进一步的胃动力学检查发现,胃内食物向肠道排出也明显减少,甚至肠道的食物反流到胃内。当然其他精神刺激也可导致神经性呕吐。

某些非科学性误导和医务人员的不当解释也常常可加重或诱导胃病。如对某些所谓的癌前病变的错误解释和过分夸张,常常使许多患者感到恐惧,终日惶惶不安,多方奔走求医,甚至不听其他医务人员的正确合理的解释,而导致其胃病的症状加重,甚至无药可治。

所以说,注意情绪调节,避免负性情绪发生,才是胃病康复的基础。

　　选一个安静的角落静坐,慢慢地吸气,用 10 ~ 15 秒的时间将气吸进丹田,再以同样的速度,慢慢将气完全吐出,如此缓慢、放松每天只要 10 分钟的静坐,就能让人解除沉重压力,恢复活力。

✚ 察觉"心病"引发的胃病

56 岁的陈女士,近 5 年来经常出现胃部不适、疼痛、胀气、难受等,经消化内科长期治疗症状没有明显改善。后来她听医生劝告到医院心理科求诊,心理专家了解其病史后,发现李女士结婚近 30 年,婚姻一直不幸福,原因是丈夫喜欢赌博,她苦口婆心劝说,但丈夫一直不听。而且近年来,她丈夫赌博的金额还越来越大,经常欠别人金额几千或上万元的赌债,回家就向她要钱。而陈女士本身没有工作,还丈夫赌债的钱大多是女儿出的,她感到很对不起女儿,但自己又没有能力阻止丈夫赌博。如果离婚吧,都已经快 60 岁的人了,离了婚面子往哪放？这个烦恼一直纠缠着她,使她出现了胃病的症状。

其实像陈女士这样当出现胃痛、胃胀、返酸、胃不适等症状时,一般人肯定首选消化内科诊疗,但是不少患者做了胃镜,吃了胃药,花了很多钱,症状却并未好转,或者症状有所好转,却一直不能彻底痊愈,这主要是因为许多病都是心理引起的疾病。

胃病的症状只是表面现象,真正的原因是心理压力,而且患者感到这种心理压力没办法解决。陈女士一直处于对丈夫的失望和对女儿的内疚之中不能自拔,心理压力一直存在并且不断加大。心理医生认为结合心理治疗,顽疾是不难医治的。

建议:心理压力一定要及时释放和宣泄,这就是经常说的"每个人都应该给自己的心留个通道。"如果心理压力没有释放的通道,就会通过躯体症状的形式表现出来,最常见的表现有睡眠障碍、头痛、胃痛、胃胀、心悸、呼吸困难等,这就是心身疾病的表现。

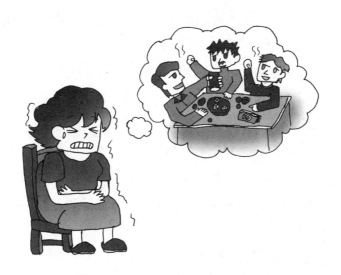

既然是心理压力引起的疾病,在治疗时就不能仅仅治疗躯体

症状,而且这样治疗的效果并不好。只有用心理治疗和药物治疗相结合的方法才能取得良好的效果。

在心理治疗方面可以用放松疗法、认知改变疗法、合理情绪疗法、焦点问题解决疗法、行为疗法、意向对话心理治疗等。应咨询心理医生,根据不同的压力和表现选择不同的心理治疗方法。

在药物治疗方面也不仅仅应用胃病的对症药物,必要时可以应用一些调节情绪的药物。这样患者对心理压力有了新的认知,找到了良好的宣泄途径,心理压力就能得到缓解,情绪也能得到改善,胃病的症状也会随之减轻甚至消失。

治胃莫忘养心

一些中年的朋友正是事业如日中天的时候,患上胃病,对他们来说就是当头一棒,晴天霹雳。还有一些患了胃炎、胃溃疡的患者来到医院沮丧地问医生,为什么自己对待工作一丝不苟,最后老天爷还给自己开了个这么大的玩笑?让自己患上了胃病,甚至不得不搁下手头的工作进行治病养病。

其实,胃病患者中有一大部分属于那种对事业一丝不苟的人,追求完美,整天加班加点,而且把生活和工作混为一谈。

要知道,其实工作就是工作,生活就是生活。该玩的时候就应该尽情去玩。劳逸结合才是养生之道。

有些胃病患者比较争强好斗,总要显得比别人厉害。虽然表面上看不出他情绪的波动,其实内心里早已澎湃。往往就是在这个时候,胃病就悄然来临了。

既然心理压力对胃有这么大的致病作用,作为胃病患者就要保持身心健康,适当宣泄情绪,实在做不到时找个朋友说说话发发牢骚也行。

总之,不要总把事情压在心里,装扮成一个强人。其实每个人都有脆弱的时候,该哭的时候就要哭,其实哭也是宣泄情绪的一种很好的方式,对身体有益。

心理因素是一把双刃剑,可以造成胃病的发作或加重,但如果调整自己的心理,向积极方面想,那么心理因素对调理和康复胃病也有不小的作用。

有这样的一个活生生的例子:周先生,是外资公司的中层管理人员,平时做事一板一眼,认真负责,对上司也是言听计从。近段时间,周先生发现自己心情越来越郁闷。可回到家又不愿意让老婆和孩子察觉,只能咽在肚子里。谁知心情一郁闷,胃病就来了。

好在周先生没有拖延病情,及时来到医院就诊。在医院里接受检查之后发现是胃炎,医生给他采用中西医联合疗法的同时,还给他进行了心理辅导。

周先生回到家就像变了个人,经常带了老婆和孩子逛街,有烦心事也喜欢跟老婆交流。有时对上司有什么看法,周先生也会委婉地提出。

这么一来,周先生心情愉快,胃炎竟然很快痊愈了。

不可小瞧的心理压力

美国最近一项研究指出:心理压力真的会让人加速衰老,而且一老就可能达到十几年。

据报道,美国研究小组已经观察到了心理压力对细胞的影响。为了研究心理压力对细胞衰老的作用,研究人员观察了 58 位母亲的白血球细胞的染色体端粒。在这些母亲中,2/3 的人的子女都患有慢性病,心理压力大一些。其他母亲的子女身体健康,因此她们的心理压力相对小一些。

在两个对照组(压力大和压力小)中,心理压力最大的妇女,其端粒也最短。更为重要的是,在这些人身上,压力对细胞的影响是如此明显,相当于加速了9～17年的细胞老化。

研究人员表示,尽管这一研究目前尚未涉及人的生活方式、社会地位以及所处环境,但"无论你是否在照顾病人,心理压力都会给健康亮起红灯"。每个人都会面对各种压力,但我们一定要学会放松,尽量挽回失去的"生命"。

✚ 心理疗法促胃病康复

心理疗法是运用心理学的方法,去改善不良心理情绪,调整不良的生活方式和行为,树立战胜疾病的信心,从而促进疾病的痊愈。

医务人员应使用心理学的理论和方法,对胃病患者采取相应的心理治疗技术和措施,包括:患者在觉醒状态下的说理治疗和暗示治疗,催眠状态下的暗示治疗、精神分析治疗、行为矫正治疗等。

如果患者自己能够掌握一些心理疗法,那么在治疗过程中配合药物治疗使用,则对治愈疾病会有更好的帮助。

养生学家认为;胸怀欢畅则健康长寿,而过度的忧伤则易患病。愉快的心情可以补脑髓、活筋络、舒气血、消食滞。

对于胃病患者来说,愉快的情绪可增加胃蠕动功能,及时产生消化液,帮助消化,而且能够增加食欲,促进人体的新陈代谢,有益于胃病的痊愈。

长期紧张、抑郁、愤怒等,往往会引起或加重胃病的发生。

因此,要想让疾病尽快远离身体,就一定要有一个愉快健康的心理,这对胃病患者的保健非常重要。

要做到这一点,首先就需要在心理上能够战胜疾病,只有在心理上战胜了它,显著的疗效才能够在生理上有所表现。

对待自己的疾病,要能够做到泰然处之,不悲不怒,不急不躁。要相信疾病是一定可以治愈的,只不过是一个时间问题而已。

学会以一种乐观的态度对待胃病,从心理上蔑视它,从行为上战胜它,并能够冷静接受治疗过程中出现的各种意外和突然打击。

同时还要对医生有充分的信任,积极配合医生进行药物治疗,争取在最短的时间内产生最显著的治疗效果。

 实用心理调节减压法

心理压力即精神压力,现代生活中每个人都有所体验。心理压力总的来说有社会、生活和竞争三个压力源。压力过大、过多会损害身体健康。现代医学证明,心理压力会削弱人体免疫系统,从而使外界致病因素引起胃病等各种心身疾病。

现代生活的压力,像空气一样无时无刻不在挤压着我们。那么,怎样才能摆脱压力呢?下列 20 种心理调节措施是行之有效的减压方法,不妨一试。

☆ **一吐为快** 假如你正为某事所困扰,千万不要闷在心里,把苦恼讲给你可信的头脑冷静的人听,以取得解脱、支持和指正。

☆ **开怀大笑** 健康的开怀大笑是消除压力的最好方法,也是一种愉快的发泄方法。"笑一笑,十年少",忧愁和压力自然就和你无缘了。

☆ **大喊大叫** 在僻静处大声喊叫或放声大哭,哭并不可耻,流泪可使悲哀的感情发泄,也是减轻体内压力的一种方法。

☆ **听听音乐** 轻松的音乐有助于缓解压力。如果你会弹钢琴、吉它或其他乐器,不妨以此来对付心绪不宁。

☆ **阅读书报** 读书可以说是最简单、消费最低的轻松消遣方式,不仅有助于缓解压力,还可使人增加知识与乐趣。

☆ **重新评价** 如果真做错了事,要想到谁都有可能犯错误,若事与愿违,就应重新进行自我评价,才能不钻牛角尖,继续正常地工作。

☆ **与人为善** 遇事千万别怀恨在心(包括自己是对的)。怀恨于心付出的代价是使自己的情绪紧张,用别人的错误惩罚自己。

☆ **不要挑剔** 不要对他人期望过高,应看到别人的优点,不应过于挑剔他人行为。世上没有完美,可能缺少公正,因而要告诉自己:我努力了,能好最好,好不了也不是自己的错。

☆ **留有余地** 不要企图处处争先,不要强求自己时刻都以一个完美形象出现,生活不需如此。你给别人留有余地,自己也往往更加从容。学会说"不",能留给自己空间。

☆ **学会躲避** 从一些不必要的纷繁复杂的活动中,从一些人为制造的杂乱和疲劳中摆脱出来。在没有必要说话时最好保持沉默,听别人说话同样可以减轻心理压力。

☆ **免当超人** 不要总认为什么事都应做得很出色,应明白哪些事你可稳操胜券,然后集中精力干这些事。淡泊为怀,知足常乐,不但可减轻心理压力,还可避免"英年早逝"的悲剧发生。

☆ **放慢节奏** 当局面一团糟无法控制时,不妨放慢节奏,不要把无所事事的事安排在日程表中,进行一次"冷处理"。

☆ **做些让步** 即使你完全正确,做些让步也不会降低你的身份。俗话说:退一步海阔天空。何况一些事也许冷处理更好,退一步会有更多余地。

☆ **遇事沉着** 沉着是一个人是否成熟的标志之一。沉着冷静地处理各种复杂问题,有助于舒缓紧张压力。

☆ **逐一解决** 紧张忙乱会使人一筹莫展,这时可先挑出一两件当务之急的事一件件处理,一旦成功,其余的便迎刃而解。

☆ **熄灭怒火**　遇事切莫发火,学会克制自己,暂熄怒火。待怒气平息后,有助于你更有把握地、理智地处理问题。

☆ **做点好事**　你如一直为自己的事苦恼,不妨帮助别人做点好事,这样可缓解你的烦恼,给你增添助人为乐的快意。

☆ **眺望远方**　一旦烦躁不安时,请睁大眼睛眺望远方,看看天边会有什么奇特的景象。既然昨天和以前的日子都过得去,那么今天和往后的日子也一定会安然度过。

☆ **换个环境**　适当改变环境可以减轻心理压力,这并非是消极的回避,有益的"跳槽"可另谋新的岗位,再自我反省,吸取教训。

☆ **外出旅游**　思想压力过大时,不妨在家人、朋友的陪同下,做短期外出旅游。秀丽的山川河流、美丽如画的风景定会使你心醉。此时此景,你的一切忧愁和烦恼早已飞到九霄云外了。

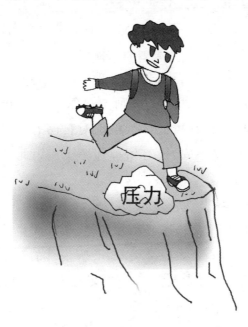

抑郁症的自救疗法

抑郁症是胃健康的大敌。抑郁症称为精神病学中的"感冒"。大约有 12％的人在其人生中的某个时期都曾经历过相当严重需要治疗的抑郁症状,尽管他们的大部分抑郁症不经治疗也能在 3～6 个月期间结束,但这并不意味着当感到抑郁时可以不用管它。精神压力、负性情绪造成的抑郁对身体非常有害。日久甚至患癌。

根据不同的抑郁表现,可以选用不同的心理治疗方法。下面介绍的是患者对自己所患疾病的觉察、体会和醒悟,是一种修心养性的自我治疗方法。

● 生活在现在 不要老是惦念明天的事,也不要总是懊悔昨天发生的事,而应把精神集中在今天要干什么上。因为遗憾、悔恨、内疚和难过并不能改变过去,只会使目前的工作难以进行下去。

● 生活在这里 我们对远方发生的事无能为力,想也没有用;杞人忧天,徒劳无益;惶惶不安,对于事情毫无帮助。记住自己就是生活在此处此地,而不是遥远的其他地方。

● 停止猜想,面向实际 很多心理上的纠纷和障碍,往往是因为自己没有实际根据的"想当然"所造成的。如果你向领导或同事打招呼,他们没反应,你可能怀疑他们对自己有意见。其实,也许他们心事重重、情绪不安,没有留神你罢了。因此,不必毫无意义地胡乱猜想推测。

● 暂停思考,多去感受 很多人整天所想的就是怎样做好工作,怎样考出好成绩,怎样搞好和领导、同事的关系等等,因而往往容易忽视或者没有心思去观赏美景,聆听悦耳的音乐,等等。作为思考基础的"感受",比起思考本身更为重要。没有感受就无从思考,感受可以调整、丰富你的思考。

● 也要接受不愉快的情感 愉快和不愉快是相对的,也是可以相互转化的。因此，人们要有接受不愉快情绪的思想准备。如果一个人成年累月总是"愉快"、"兴奋"，那反而是不正常现象。

● 不要先下定论　人们往往容易在别人稍有差错或者失败的时候就立刻下结论。对他人的态度和处理人际关系的正确做法应该是：先不要判断，可以先谈出你是怎样认为的。这样做，就可以防止和避免与他人产生不必要的摩擦和矛盾冲突，而你自己也可以避免产生无谓的烦恼与苦闷。

● 不要盲目地崇拜偶像和权威　现代社会，有很多变相的权威和偶像，它们会禁锢你的头脑，束缚你的手脚，比如，学历、金钱，等等。我们不要盲目地附和众议，从而丧失独立思考的习性；也不要无原则地屈从他人，从而被剥夺自主行动的能力。

● 我就是我，对自己负责　不要说什么我若是某某人我就一定会成功。应该从自己的起点做起，充分发挥自己的潜能。不必怨天尤人，要从我做起，从现在做起，竭尽全力地发挥自己的才能，做好我能够做的事情。人们往往会逃避责任。比如，考试成绩不好，会把失败原因归罪为自己的家庭环境不好、学校不好；工作不好，会推诿说领导不力、条件太差等。把自己的过错、失败都推到客观原因上。要自己做事自己承担责任。

● 正确地自我估计　把自己摆在准确的位置上。每个人在社会中都占据着一个特定的位置，所以你就得按照这个特定位置的要求去履行你的权利和义务，你如果不按照社会一致公认和大家都共同遵守的这个规范去做，那你就会受到社会和他人对你的谴责和反对。

特别提醒：心理治疗不是万能的，对一些严重的抑郁症患者来说，首先是药物治疗，然后再考虑合并使用心理治疗的方法。另外，运动也是治疗抑郁的无药良方，坚持做定期运动也能改善心情。

 怎样调整好自己的心态

心态就是人们对待事物的一种态度。每个人的一生都有许多欲望，都希望自己钱挣得多一点，事业顺利一点，官做得大一点，生活过得幸福一点……问题在于人不可能事事顺心。当这些欲望不能得到满足时，我们以什么样的心态去面对呢？

其实人活的就是一种心态。"心态调整好了，蹬着三轮车也可以哼小调；心态调整不好，开着宝马车一样发牢骚。"这是手机上的一条短信，它生动形象地说明了人的心态的重要。

心态表示一个人的精神状态，只要有良好的心态，你才能每天保持饱满的情绪。

心态好，身体就好。要学会调整心态，有良好的心态，工作就会有方向，人只要不失去方向就不会失去自己。心态的好坏，在于平常的及时调整和修炼并形成习惯。所以应该做自己的心理医生，随时调节自己的情绪。努力做到这几点，就能保持良好的心态：欲望少点；攀比少点；眼界看开点；知足常乐多点。

"改变能改变的，接受不能改变的，不要迷失了自己。"根据自己的能力去生活吧，不要让别人的生活状况左右了你的心情。

调整心态五步曲：多做体力运动；精神转移；摆脱心理压力、稳定情绪；乐观、冷静；放松，有不愉快的事情要说出来，以免心理疲劳。

坏心情变好有妙招

生活中烦恼似乎总是比快乐多。不过没有关系，相信只要用上了下面这些解决坏心情的办法，一定会有一个好的心情。从此，生活多一分快乐，少一分烦恼。

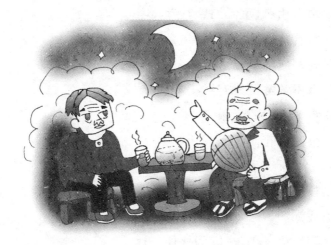

● 如果您觉得力不从心,那么应坚决地拒绝任何额外的加班加点。

● 拥有一两个知心朋友。

● 犯错误后别过度内疚。

● 正视现实,因为回避问题只会加重心理负担,最后使情绪更紧张。

● 不必事事、时时进行自我责备。

● 有委屈不妨向知心人诉说一番。

● 常提醒自己:该放松放松了。

● 少说"必须"、"一定"等硬性词。

● 对一些琐细小事不妨任其自然。

● 不要怠慢至爱亲朋。

● 学会"理智"地待人接物。

● 把挫折或失败当作人生经历中不可避免的有机组成部分。

● 实施某一计划之前,最好事先就预想到可能会出现坏的结果。

● 在已经十分忙碌的情况下,就不要再为那些份外事操心。

- 常常看相册,重温温馨时光。
- 常常欣赏喜剧,更应该学会说笑话。
- 每晚都应洗个温水澡。
- 卧室里常常摆放有鲜花。
- 欣赏最爱听的音乐。
- 去公园或花园走走。
- 回忆一下一生中最感幸福的经历。
- 结伴郊游。
- 力戒烟酒。
- 邀请性格开朗、幽默的伙伴一聚。
- 作 5 分钟的遐想。

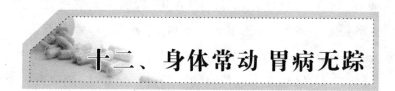

十二、身体常动 胃病无踪

经常性的运动锻炼是预防及减少胃病发生的重要举措,与饮食、精神及药物调理具有同等重要作用。凡是有过胃病史的人切莫忽视了运动锻炼的防治作用。快步走、慢跑、太极拳、体操、游泳等均为适宜的运动项目,可根据个体状况进行选择,循序渐进,长期坚持,以取得满意效果。

健胃小锦囊

运动对增强消化系统功能有很好的作用,它能加强胃的蠕动,促进消化液的分泌,加强胃的消化功能。运动还可以增加呼吸的深度与频率,促使膈肌上下移动和腹肌较大幅度地活动,从而对胃起到较好的按摩作用,改善胃的血液循环,加强胃黏膜的防御机制,尤其对于促进胃溃疡的愈合有积极的作用。

体育锻炼还能够增强全身肌肉的力量,包括增强腹肌和消化道平滑肌的力量,这有助于消化器官保持在正常的位置上,所以体育锻炼也是治疗胃下垂的重要手段。下面介绍两种简单易行的健胃方法,不妨一试。

腹式呼吸　我们平时的呼吸方法都属于胸式呼吸,这种呼吸法并不能大量地吸入新鲜空气,而腹式呼吸法不仅能扩大血液含氧量,让机体主动地排除废物,同时腹肌的收缩和放松对胃部也是一种良好的按摩,能促进胃蠕动,促进胃动力,提升消化功能。

腹式呼吸在于使腹部随着一呼一吸的动作逐渐形成明显的弛缓运动,做到意守丹田(丹田在小腹正中,肚脐下三横指处)。锻炼时以自然舒适为度,可以坐也可以平卧,思想集中,意守丹田,排除杂念,想象一个乒乓球大小的气团在丹田旋转。每天练1~2次,每次30分钟左右,以后逐步延长时间。经过长期锻炼,则能做到意气相和,会有明显效果。

饭后百步走 散步中,下肢肌肉加强活动,有节奏地挤压静脉血管,促进血液循环,对血液迅速回心有利,同时可以减轻胃的负担。

身体活动少的时候,胃的活动也会跟着减弱,很容易引起消化不良。经常散步,腹部肌肉的运动对胃进行有效的"按摩",会促进和改善胃的消化功能。

有节奏的散步,也对人的大脑皮层造成一种单调而反复的刺激,能够促进大脑皮层抑制过程的发展,使神经细胞得到充分休息。所以,有人也用睡前散步的方法来防治失眠。良好的睡眠也是胃健康的保障。

✚ 举手之劳的益胃法

(1)**弯腰防胃病** 每天饭后半小时,弯几次腰,达到90度,就能很好地促进食物消化。再配合轻松的运动,如配合散步10~30分钟,效果更好。

(2)**动脚胃健康** 当出现胃感觉不适的时候,试试动动脚趾头。因为,经常活动脚趾确实能起到健脾养胃的作用。从经络看,胃经是经过脚的第二趾和第三趾之间,管脾胃的内庭穴也在脚趾的部位。因此,胃功能较弱的人,不妨经常锻炼脚趾。

活动脚趾时可以站立,让脚部的经络受到一定的压力,脚趾可以练习抓地、放松相结合的方式,对经络形成松紧交替刺激。还可以每天抽一点时间,练习用脚二趾和三趾夹东西,或在坐、卧时有意识地活动脚趾。持之以恒,胃消化功能就会逐渐增强。

(3)**按穴健脾胃**　还可以顺手将小腿从上到下依次按摩一次,效果会更明显。因为,小腿上集中了不少消化系统的穴位,像管脾经、肝经的足三阴经在小腿内侧,管胃经、胆经的足三阳经在小腿外侧。能够健脾的足三里在膝盖下三寸的外侧。常按足三里穴可以起到健脾养胃的作用,过去就有"常按足三里,胜食老母鸡"的说法。

自己在家里做按摩不用刻意讲究章法,力度以能够承受为度,按后觉得舒服即可。但是不要在过饱和过饿时按摩。需要注意的是,儿童脾胃的穴位和成人不同,因此,儿童不要选择这种方法来健脾养胃。

(4)**提臀保胃安**　提臀动作,能锻炼胃部肌肉,增强消化功能。

做法:双脚开立,比肩稍宽。双膝微屈,上身略微向前倾,两手自然垂落于两大腿上。腰腹部用力,臀部向后翘、向上提,力所能及至极限后,臀部运动轨迹像画下半圆一样。保持2秒钟左右。然后往回收,恢复至初始状态。反复做15次,休息片刻,每次做两组。

✚ 运动疗法应对胃部不适

胃痛、胃胀是白领族最常见的"小毛病",虽然偶尔的疼痛和饥饿感忍一下就过去了,但却给身体带来了胃病的隐患。

常有胃痛困扰的人平常除了注重生活保健外,最好还要养成运动习惯。一个星期中尽量找出2～3天来运动。因为运动可以促进血液循环,提高新陈代谢,帮助胃蠕动、增强消化功能,减轻精神压力等,一些运动姿势还可以预防胃部不适。

姿势一、跪姿前倾

双膝跪地,从膝盖到脚趾都要接触到地面。上半身保持直立,双手自然下垂。缓慢坐下,直到体重完全压在脚踝上,双手自然放在膝上,保持正常呼吸。保持该姿势约30秒,放松后再将上半身向前倾。重复做3～5次。此动作有助于消除胃部胀气、解除胃痉挛。

姿势二、伏地挺身

俯卧(趴在床或地板上),全身放松。前额触碰地面,双腿伸直,双手弯曲与肩平放,手肘靠近身体,掌心向下。双手支撑,抬起头、胸部,双腿仍接触地面,直到感觉胸腹完全展开。保持此姿势约10秒钟。重复做3～5次。能消除胃部胀气。

姿势三、站立弯膝

双脚分开与肩同宽站立,双手轻放膝上,身体微向前弯。深吸一口气,吐气时缓慢收缩腹部肌肉,让腹部肌肉呈凹陷状,但不要勉强用力,否则会感到不舒服。保持此姿势5～20秒,不要憋气,然后顺势将肺部气体排出,放松肌肉。重复4～7次。这个动作对缓解消化不良很有帮助。

姿势四、杨柳细腰

全身放松。两脚平行与肩等宽,两腿微微弯曲。左手置于胸前30厘米处,手心向上,手指向右;右手贴于胸口,手心向下,手指向前。两腿不动,腰部及腰部以上部分动,在右手的带动下,以腰部为着力点,做水平的圆运动。同时右手指在左手掌上划圆,左转30圈,右转30圈,然后无限反复运动下去,直到力尽为止。注意:动作不要快,慢慢来。如果感到恶心想吐的话,就停下来休息。

姿势五、站桩揉腹

全身放松。两脚平行与肩等宽。两腿有意下蹲,大小腿之间的夹角越接近 90 度越好。两手心对着胃部,左手距离 10~20 厘米,右手距离 30~40 厘米。意念胃部的功能恢复正常,保持这种状态时间越长越好,静静地体会体内的变化。同时也可以听听古典音乐帮助你入静。身体虚弱的人一会儿就会出汗,不要管它,任它流去。练到力尽时收功,两手重叠在肚脐上,男左手在里,右手在外,女则相反。想着全身的能量都集中于丹田,3~5 分钟后揉丹田,左转 10 圈,右转 10 圈,活动一下全身各个关节,站桩结束。

　　运动作为有效的辅助疗法,于病情康复有利。 胃病患者可以参加的运动包括:气功、太极拳、八段锦、五禽戏、步行、慢跑、骑自行车等。 但要注意急性胃炎、胃出血、腹部疼痛者不宜参加运动,待病情恢复或好转后再进行适当运动。

健脾强胃推拿法

胃病的运动疗法要注意全身与局部运动相结合,如配合一些适当的推拿按摩治疗来调整脾胃功能,改善消化状况。

按摩腹法　人取仰卧位,双膝曲。两手掌相叠,置于腹部,以肚脐为中心,在中、下腹部沿顺时针方向按摩约 5 分钟,以腹部有温热感为宜。用力宜先轻后重,然后扩大范围按摩全腹部约 2 分钟。

擦腰骶法　人取坐位,腰部前屈。两手五指并拢,掌面紧贴腰眼,用力擦向骶部,如此连续反复进行约 1 分钟,使皮肤微热为宜。

以上两种自我按摩方法每日 1～2 次,连续治疗 28 天,然后根据病情可隔日治疗一次,直至胃部不适症状消失。

如有胃痛现象,可以进行下面两个穴位的按摩。

揉内关 用拇指揉按,定位转圈 36 次,两手交替进行,疼痛发作时可增至 200 次。此法可健胃行气,解痉止痛。内关穴位于手掌侧腕横纹正中直上 2 寸,两筋之间。

点按足三里 以两手拇指端部点按足三里穴,平时 36 次,痛时可揉 100 次左右,手法可略重。足三里穴位于外膝眼下 3 寸,胫骨外侧约 1 寸筋间处。

走掉老胃病

一个没有心血管系统疾病的人,经过几个月的步行锻炼后,就可以把步行速度提高到快速走的上限指标,即每分钟走 140 步,以这种节奏走 1 小时即接近一万步。运动的强度要因人而异。一般是走到稍稍出汗,就能达到锻炼和健身的目的。中老年人步行时,应由少到多、由慢到快、循序渐进。快步走时的心率以不超过每分钟 100～110 次为宜。

正确的散步应该是,抬头挺胸,迈大步,双臂要随步行的节奏有力地前后交替摆动,路线要直。

● 健步走又称快速散步,昂首、阔步、快走,每次 30～40 分钟。此方法适合于胃病恢复期的患者。

● 逆向散步又称倒退散步。散步时膝盖挺直,目视前方,每次先倒退 100 步,再向前走 100 步,反复多次,以不感觉疲劳为宜。此法可防治胃病。

● 定量散步是按照特定路线、速度和时间走完规定路程,最好将平坦路面与爬坡攀高交替,快慢结合。此法对锻炼人的胃功能大有益处。

● 摆臂散步时两臂随步伐做较大幅度摆动。此法可强化胃的消化功能。

● 摩腹散步是中医传统的运动养生法。每走一步用双手旋转按摩腹部一周,正反向交替进行,每分钟 40～60 步,每次 5～10 分钟。此法适合患有慢性胃病的老年人。

苏联体育科学家把步行锻炼划分为 5 类:

很慢速走　每分钟走 60～70 步,时速 2.5～3 公里;

慢速走　每分钟走 70～90 步,时速 3～4 公里;

中速走　每分钟走 90～120 步,时速 4～5 公里;

快速走　每分钟走 120～140 步,时速 5.5～6 公里;

很快速走　每分钟走 140 步以上。

揉摩拍打祛胃疾

中医认为,人体的腹部为"五脏六腑之宫城,阴阳气血之发源"。脾胃为人体后天之本,胃所受纳的水谷精微能维持人体正常的生理功能;脾胃又是人体气机升降的枢纽,只有升清降浊,方能气化正常,健康长寿快乐。

1. 按揉脘腹部

揉腹可通和上下,分理阴阳,去旧生新,充实五脏,驱外感之诸邪,清内生之百症。现代医学认为,揉腹可增加腹肌的血流量,增强胃壁肌肉的张力及淋巴系统功能,使胃的分泌功能活跃,从而加强对食物的消化。按揉腹部,还可以使胃黏膜产生足量的前列腺素,能有效地防止胃酸分泌过多,并能预防胃溃疡的发生。

揉腹之法　左手按在腹部,手心对着肚脐,右手叠放在左手上。先按顺时针方向,绕脐揉腹 100 次,由小圈到大圈,再由大圈到小圈;然后再逆时针方向按揉 100 次。按揉时,用力要适度,精力集中,呼吸自然。持之以恒,一定会收到明显的健身效果。

注意:饱食或空腹不宜施行,腹部患有炎症、阑尾炎、肠梗阻、急性腹痛、内脏恶性肿瘤等最好不揉腹。揉腹时,出现腹内温热感、饥饿感,或产生肠鸣、排气等,属于正常反应。

② 摩擦脘腹部

胸腹为五脏之府第,六腑之宫城,元气生发之处。胸腹部有肾经、胃经、脾经、肝经以及任脉,共九条经脉循行。胸腹部有膻中、中脘、神阙、气海、关元、中极、天枢等多个穴位。

摩擦胸腹时,循行于胸腹部的九条经脉,以及九条经脉上的多个穴位受到刺激,引起胃蠕动加强,器官组织内部血流加速,免疫系统的淋巴循环畅通,机体营养和氧气供应得到改善。摩擦胸腹可以化瘀滞消肿止痛,助消化温中养胃,利下焦二便畅通。

摩擦脘腹部和肝腹部(平肝顺气法)有下述三个步骤:

第一步,双手分别从腰腹部带脉处,沿着腹部向下斜推摩擦至下腹曲骨处,再回头从腰部带脉处反复搓起,一般 36 次左右;

第二步,双手重叠放在心口处,直推至曲骨处,再回头反复搓起,也可左右手轮流进行,一般 36 下左右;

第三步,四指在前,拇指在后,双手叉于胸乳下方,向下斜方向摩擦肝腹部(包括章门、期门)至肚脐眼两侧天枢穴,再回头反复搓摩,一般 36 次左右。

摩擦脘腹可促进消化、防止积食;摩擦肝腹部可平肝顺气。

③. 拍打胃腹部

拍打胃部是针对胃部不适的人群,如有胃痛、胃酸、胃胀等。

先进行揉按再轻轻拍打,开始时有些患者不能触摸,胃部很僵硬,慢慢缓解后,再进行拍打。胃病很顽固,需要长时间坚持拍打,才能治愈。有胃病的人要配合拍打腹部。拍打后胃会感觉很舒服。对于胃病严重的人拍打时感觉很难受,有一种无法表达的感觉,胃气滞的人主要表现在会排气、打嗝,拍打到温热和轻松即可。拍打时按以下步骤顺序进行:

第一步、拍打上腹部　即胃脘部,肚脐上方与心口之间,可单手拍打,亦可双手轮流拍打,一般拍打 2～3 分钟;

第二步、拍打肚脐　即神阙,所谓神仙所居之处,可单手拍打,亦可双手轮流拍打,一般拍打 1～3 分钟;

第三步、拍打小腹　即肚脐下方与曲骨之间,双手一上一下轮流拍打,一般拍打 1～3 分钟;

第四步、拍打腰腹两侧带脉处　双手轮流拍打,左手拍打左侧带脉处,右手拍打右侧带脉处,一般拍打 1～3 分钟;

第五步、拍打小腹两侧　双手同时轮流拍打小腹两侧,左手拍打小腹左侧,右手拍打小腹右侧,一般拍 1～3 分钟。

④. 拍打髀关

髀,股部、大腿骨;关,关卡也。髀关穴名意指胃经气血中的脾土微粒在此沉降堆积。所谓脾胃之邪常滞留于髀关。髀关位于足阳明胃经,耻骨上缘水平线向下四寸,靠大腿前中位。髂前上棘与髌骨外缘连线上,屈股与承扶相对取之。

双手轻握拳,用拳面捶打髀关,一般拍打 1～3 分钟。功能作用:健脾除湿,固化脾土。

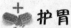

《黄帝内经》曰："腹部按揉,养生一诀"。唐代名医孙思邈曰："腹宜常摩,可去百病。"

护胃保健操

护胃保健操随处可练,而且做起来并不复杂,其动作如下。

准备 端立,两腿分开同肩宽,两臂自然下垂。

开始 左手平端腹下,手心向上,随着慢慢吸气,手缓缓沿腹胸中线上升,至过头顶,手开始翻掌,缓缓向左侧转,并开始呼气,至手臂向左伸直手心完全向下,并继续缓缓下降至自然下垂处。然后换右手,动作与左手相同,共做 32 次。

导引 动作和呼吸与开始动作相似,两手平端,指尖相对,同时由腹下缓缓上升,至过头顶向两侧分,下降至自然下垂处,反复做 16 次。

冲拳 预备姿势同开始动作。开始:半蹲,两拳眼相对放于胸正中,右拳突然向正前方平冲,冲后拳回原处,再冲左拳。两拳交替冲 16 次。

转腰 双手叉腰,两腿分开,顺时针转腰 4 次,逆时针转腰 4 次。

揉腹 双腿分开直立,双手平掌相叠,捂于肚脐处,先顺时针揉,再逆时针揉,各揉 8 次。

五捶 双腿分开直立,双手交替捶胸部左右上角,各 8 次;交替捶肩各 8 次;双手用拳背同时捶背部,由上而下次数不限;然后沿臀部往下捶至两大腿、两小腿,再回臀部往下捶,反复 4 次。

弯腰 双腿分开直立,向前弯腰,双手摸左脚尖两次、右脚尖两次,然后直腰,重复做 4 次。

举臂后看 双腿分开直立,左臂往身后藏,同时右臂上举并向左回头看右脚跟;然后右臂后藏,左臂上举,右转头看左脚跟,重复 8 次。

呼吸调引 双腿并拢直立,脚呈八字,双手心向上,平展腹下,指尖相对,沿腹胸中线上行吸气,至颈项部翻掌向下呼气,反复 8 次。

注意事项:①每节操可自定节拍,数出一、二、三、四……②每节操要求呼吸有规律,动作要缓慢柔和;③最好在静处做操,排除外界干扰;④饭前、饭后一小时内不宜做操。

上班族的保胃秘籍

病例一、寒湿困脾型脾胃疾病

症状:因为加班,一连黑白颠倒地"奋战"了一个多月,总算能喘口气时,身体却疲惫得没有力气,胃部不规律地一阵阵胀痛,还总是恶心、想吐。

保胃建议

● **咽唾** 你可别小看咽唾液这件事。唾液,古称"金津玉液",认为口中津液充盈是健康长寿的保证,喜欢吐唾沫的人身体通常身体虚弱。所以,晨起漱口之后,宁神闭口,用舌在口腔中四下搅动,不拘次数,以津液满口为度,再分次缓缓咽下。

● **自我按摩操** 每天午餐和晚餐 1 小时后做自我按摩操。

动作一:仰卧,手臂侧平举,手心向下贴在地板上。

动作二:吸气,抬左腿呈直角。

动作三:呼气,左腿侧向右边贴地,肩不动平稳,保持 5～10 秒。

动作四:吸气,抬起左腿呈直角,呼气放回原位,重复另一条腿。

特别提示：如果可以，也可把两腿并拢一起做；或屈膝仰卧后，膝关节左右倒。

病例二、脾胃湿热型脾胃疾病

症状：总是突然感觉胃部疼痛，同时还伴有口干、食欲不佳、小便色黄、大便不畅等症状。

保胃建议

● 饭后摩腹散步　散步时搓热两手，按摩上下腹部，此法若能长期坚持，对调整脾胃功能，促进食物的消化吸收，防治消化不良和慢性胃病大有益处。

● 倒立放松健胃法　平躺，从脚底→脚跟→小腿后面→两腿弯→大腿后面→腰部→背部→后颈，依次支撑起身体，保持5秒后，缓慢放下。每日可做2～3个循环。呼吸以自然为主，也可采用腹式呼吸。

病例三、肝郁脾湿型脾胃疾病

症状：突然进入点儿背期，总有事端让人不断地委屈和生气，加上心情欠佳，提不起精神，腹部胀满、两胁胀疼、胸闷嗳气、不思饮食，四肢困重等症状一古脑地出现，成为这段时期的"主旋律"。

保胃建议

● 意念呼吸　意念呼吸是配合自然呼吸、腹式呼吸、"吁"字呼吸等功法进行的。在做调理脾胃的呼吸功法时，取舒适体位，两手搓热后叠放于腹部，意念部位主要有神阙、关元、足三里等穴位，以鼻吸气而以口呼气，呼气时发出轻声"吁"字音，但声音不宜过大。每日练习2～3次，每次练习根据自身需要，大约10～30分钟即可。

● 自我按摩操　每天进餐1小时后做三次自我按摩操。

动作一：双脚打开一大步，两倍于肩宽，脚尖朝前，双手扶膝微蹲马步。

动作二：上半身保持挺直，弯膝蹲更深的马步，注意膝盖不超过脚尖。保持10秒后恢复动作一，身体上下起伏数次。

病例四、脾湿外感型脾胃疾病

症状：一觉醒来，突然感到头晕脑胀，身体发热，胃部冷痛、胀气，还伴有恶心想呕吐的感觉。

保胃建议

● 叩齿法　牙齿功能对人体健康影响很大，要健脾胃必须保护好牙齿。叩齿法非常简单实用：你只需摒除杂念，全身放松，口唇轻闭，然后上下牙齿有节律地互相轻轻叩击36次即可。

● 自我按摩操　每天晚餐1小时后，一套简单的自我按摩操能有效帮你缓解难受。

动作一：坐下，双手握脚板，将双脚收至腹部前方。

动作二：维持这个姿势慢慢后躺。

动作三：腹部用力，双手尽可能紧握脚板，背部往前后方向滚动。注意：适可而止，小心颈部扭伤。

病例五、脾胃虚弱型脾胃疾病

症状：总在外面应酬，连自己都感觉身体虚弱得厉害，和朋友打球没几分钟就气喘吁吁。朋友们都说自己的眼神儿有点儿呆滞，面色淡白得没有血色了。偶尔胃痛时使劲按压一会儿就好。

保胃建议

立即改变生活方式。还要注意饮食健康。化动为静进行内养功锻炼。

● 内养功通过调息、意守等方法，调整呼吸，从而使大脑皮层发挥对机体内部的调节作用，加强胃消化功能。腹式呼吸是内养功的主要内容，腹部随着一呼一吸的动作逐渐形成明显的张弛运动。

练功中以自然舒适为度,常用坐、卧式,需思想集中,意守丹田,排除杂念。每天练1～2次,每次30分钟左右,以后逐步延长时间。经过长期锻炼,则能做到意气相和。

病例六、脾虚挟湿型脾胃疾病

症状:胃部隐隐作痛时总有胀闷感,一咳嗽就出痰,胸部像堵着什么东西似的不舒服,舌苔呈现淡红色。

保胃建议

● 中医针灸按摩　针灸在调理脾胃方面有其明显的优势,经络与脏腑的关系密切,通过疏通经络,调理脏腑功能,平衡阴阳,可达到调理的目的。建议可以每周进行三次针灸按摩治疗。

● 自我按摩操

动作一:坐在椅子上,亦可站着做,双手交迭贴腹。

动作二:吸气,挺胸,直背,用力往前挺出上半身,使肚子挺出一个幅度,身体微微后仰。

动作三:吐气,缩胸,弯腰,双手用力往腹部压。

作用:配合腹肌收缩可按摩腹内脾胃,促进脾胃功能,同时也可以往上下左右按摩腹部。